Prof. Dr. Michaela Döll

ARONIA

Kleine Beere – Große Wirkung

edition buntehunde

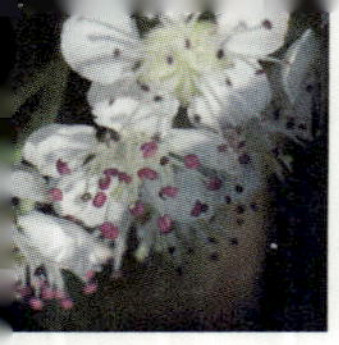
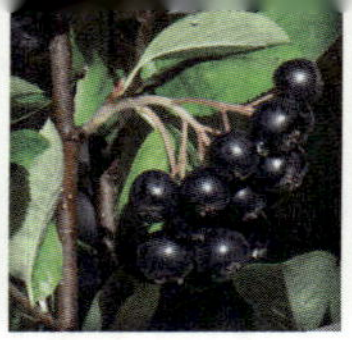
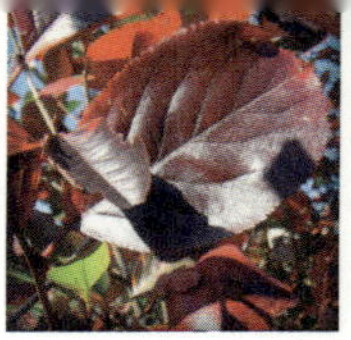

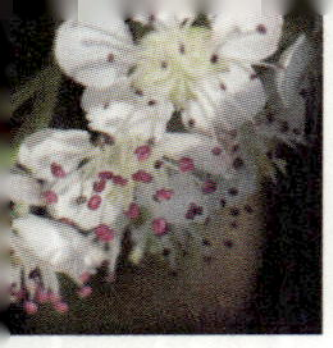
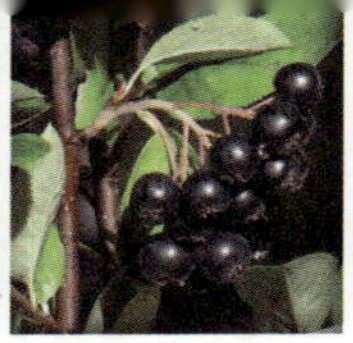
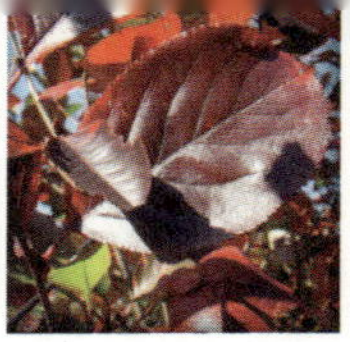

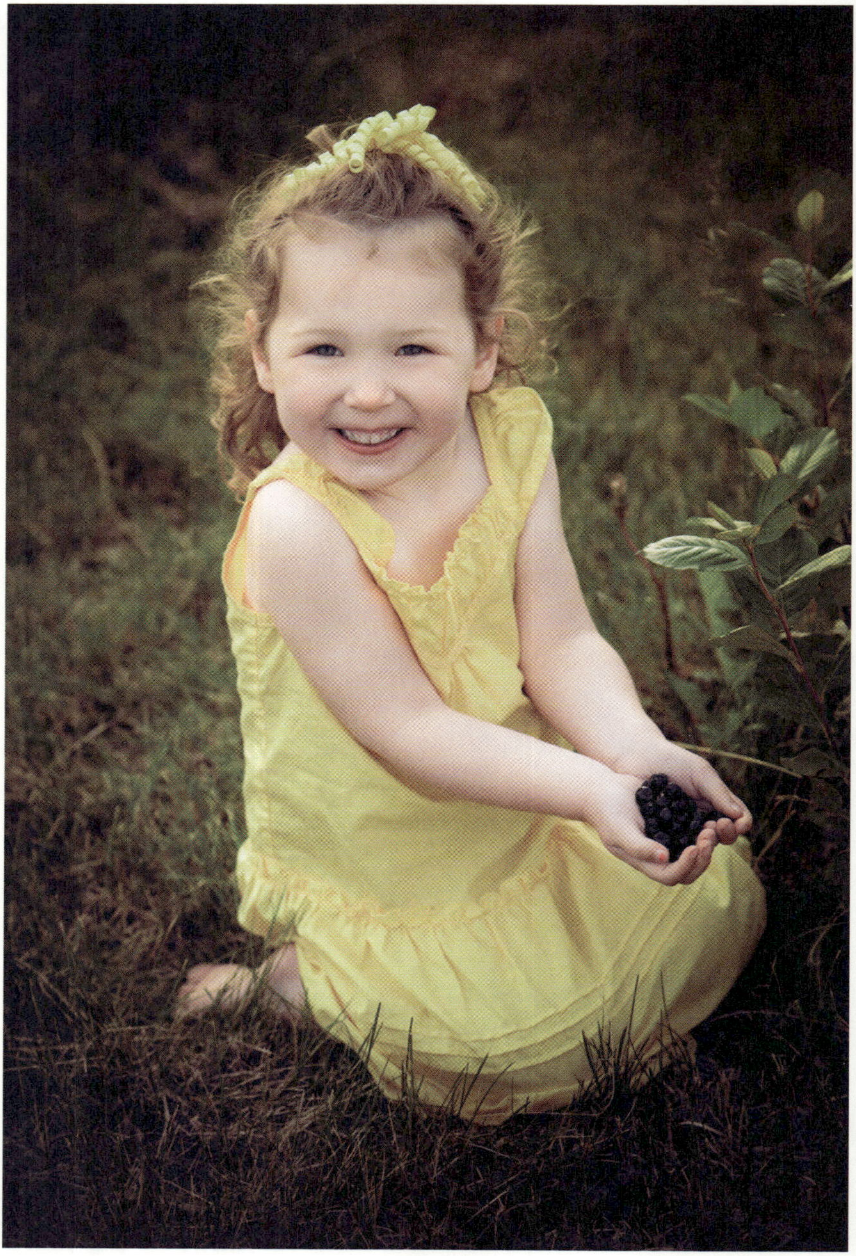

Wer möchte nicht gesund alt werden? Das ist ein Anliegen, das wir alle haben – Altern bei guter Gesundheit und Vitalität. Dabei spielt der Lebensstil und vor allem die Ernährung eine wesentliche Rolle. Die medizinische Forschung hat uns gezeigt, dass eine Kost, die reich ist an Gemüse und Obst, das Risiko für chronisch-degenerative Erkrankungen (z.B. Herz-, Kreislauf-, Krebserkrankungen) deutlich senken kann. Unter der hitverdächtigen Topliste der gesündesten Lebensmittel befinden sich vor allem die Beerenfrüchte, denn diese sind reich an zellschützenden Stoffen (Antioxidantien). Ein besonderes Interesse gilt hier den Aroniabeeren. Die blau-violetten Früchte des Rosengewächses haben es „in sich". Sie enthalten eine geballte Ladung an gesundheitsfördernden, antioxidativ wirksamen Polyphenolen, die derzeit im Fokus der medizinischen Forschung stehen. Dabei ist die Apfelbeere, wie die Aroniafrucht auch noch genannt wird, im Bereich der medizinischen Anwendung keine Unbekannte. Die kostbaren Beerenfrüchte wurden z.B. in der ehemaligen UDSSR bereits vor über 50 Jahren bei zahlreichen Krankheitsbildern mit Erfolg eingesetzt. In der heutigen Zeit hat man die Aroniabeeren nun wieder entdeckt und widmet sich, auch im Rahmen wissenschaftlicher Forschungsvorhaben, erneut diesen Früchten und ihren interessanten Inhaltsstoffen.
Wenn Sie nun mehr über die Faktoren, die uns dabei helfen jung und vital zu bleiben, und speziell auch mehr über die Aroniafrüchte und ihre positiven Wirkungen erfahren möchten, dann lade ich Sie herzlich zum Weiterlesen ein.

Ich wünsche Ihnen anregende Lesestunden und –
bleiben Sie gesund!

Prof. Dr. Michaela Döll

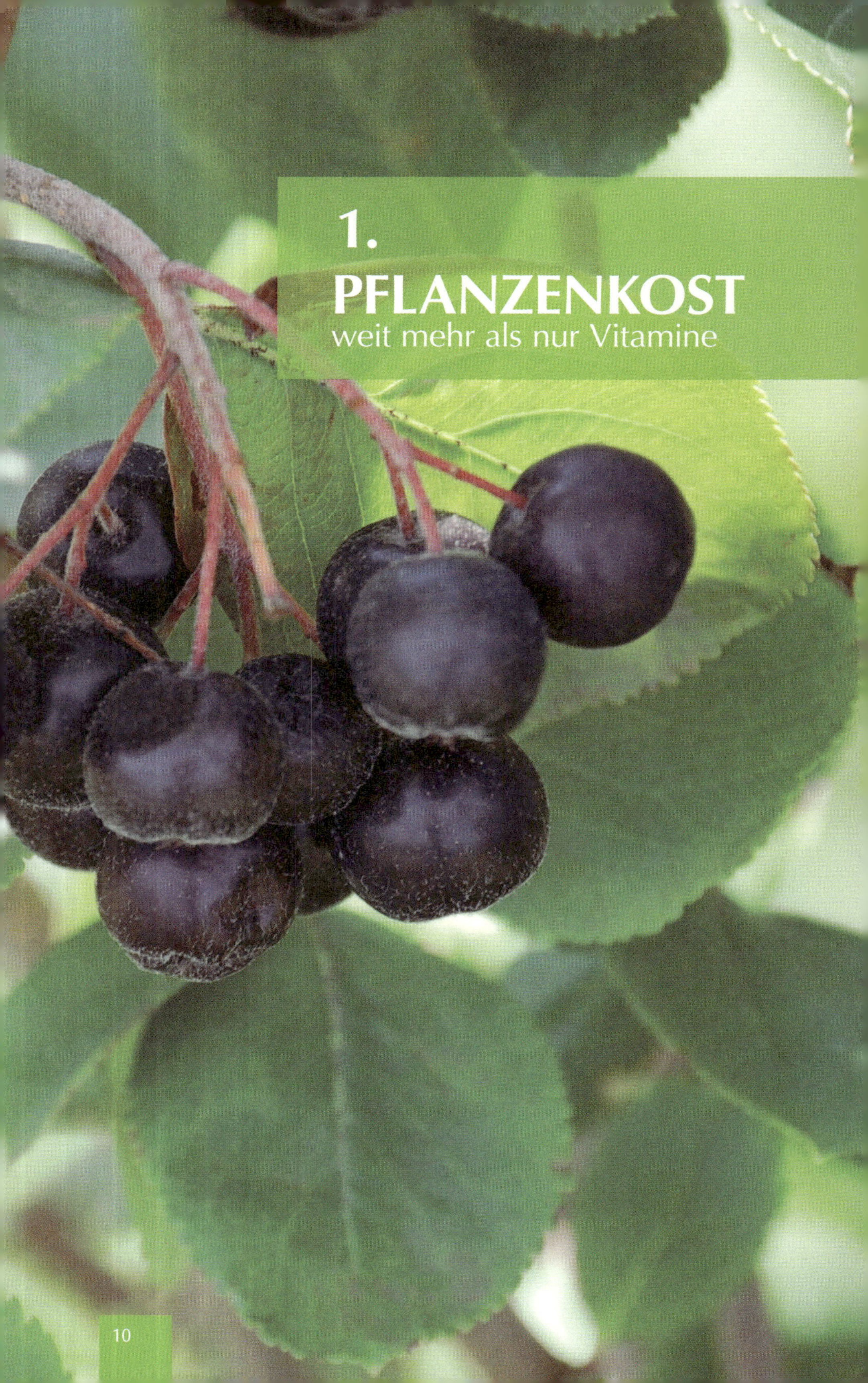

1. PFLANZENKOST

weit mehr als nur Vitamine

Schieflage: Überernährung statt Normalversorgung

Fertiggerichte, Fast Food und von Food-Designern kreierte Lebensmittel – unsere heutige Ernährung unterscheidet sich deutlich von jener unserer Vorfahren. Während das Lebensmittelangebot zu früheren Zeiten begrenzt war, überwiegend aus dem Selbstanbau bzw. der eigenen Herstellung stammte und somit größtenteils nur das zur Verfügung stand, was die Natur hergab, leben wir in unseren zivilisatorischen Breiten heutzutage im Überfluss: Noch nie war die Auswahl an Lebensmitteln so immens. Aber geht es uns mit dieser Vielfalt tatsächlich gesundheitlich besser? Diese Frage muss eher verneint werden, denn noch nie zuvor in der Menschheitsgeschichte hatten wir so viele fehlernährte und übergewichtige Menschen. Jeder zweite Mann und jede fünfte Frau in Deutschland bringt zu viele Pfunde auf die Waage. Bei den Kindern und Jugendlichen sieht es nicht viel besser aus. Grundlegend werden in der heutigen Zeit zu viele hochkalorische, oft auch gleichzeitig vitalstoff- und ballaststoffarme Nahrungsmittel konsumiert. Diese Entwicklung ist von großem Nachteil für unsere Gesundheit, denn Übergewicht und Adipositas (Fettsucht) stellen wesentliche Risikofaktoren für nahezu alle chronisch-degenerativen Erkrankungen wie z.B. Herz-Kreislauf-, Gelenk- und bestimmte Krebserkrankungen sowie Nervenkrankheiten (z.B. Demenzkrankheiten). Somit ist unsere Gesundheit in erster Linie durch das große Angebot der Lebensmittelindustrie und die Inanspruchnahme desselben sowie durch den weit verbreiteten Bewegungsmangel gefährdet.

Fazit:

Die Fehlernährung zeigt Folgen: Wir sind mit „leeren" Kalorien überversorgt. Wichtige Vitalstoffe aus Obst und Gemüse fehlen dagegen häufig!

„Five-a-day" – wer reichlich Obst und Gemüse isst, hat ein geringeres Krankheitsrisiko

Ganz gleich aus welcher Ecke die Ernährungswissenschaftler kommen – ob „low fat" oder „glyx-niedrig" – in einem sind sie sich einig: Obst und Gemüse sollte täglich in reichlichem Maß, also mit mindestens 5 bis 7 Portionen verzehrt werden, wobei man unter einer Portion eine Menge von etwa 100 Gramm versteht. Auch das Glas Saft zählt als eine Portion! Inzwischen liegt eine Vielzahl von Studien vor, die belegen, dass ein ausreichender Konsum von pflanzlichen Lebensmitteln das Risiko für bestimmte Erkrankungen senkt. So hat beispielsweise eine große Studie (EPIC-Studie) gezeigt, dass Menschen, die täglich acht Portionen Obst und Gemüse essen, ein um 22% reduziertes Risiko für den Herztod hatten. In einer weiteren Untersuchung, die mit mehr als 70 000 Krankenschwestern und etwa 40 000 Ärzten durchgeführt wurde, ergab sich über den Beobachtungszeitraum von 12 bis 18 Jahren, dass die Gefahr für altersbedingte Augenerkrankungen bei jenen, die mindestens drei Portionen Obst pro Tag zu sich nahmen, im Vergleich zu den Teilnehmern, die weniger als 1,5 Portionen verzehrten, um 36% gesenkt war. Auch in Sachen Fitness im Alter gibt es für die Liebhaber pflanzlicher Kost Positives zu berichten: Eine

amerikanische Untersuchung an mehr als 9000 Personen im Alter von 45 bis 64 Jahren zeigte, dass diejenigen, die mehr Obst und Gemüse verzehrten, um etwa 40% weniger Bewegungseinschränkungen aufwiesen als jene, die sich bei diesen Lebensmitteln eher zurückgehalten hatten.
Auch die Lebenserwartung steigt mit zunehmendem Verzehr von Obst und Gemüse. Das hat eine finnische Studie ergeben, die mit 2 600 Personen im Alter von 42 bis 60 Jahren über einen Beobachtungszeitraum von 13 Jahren hinweg durchgeführt wurde. Und schließlich sei auch noch angemerkt, dass die Gefahr für die Osteoporose mit dem Verzehr von Früchten deutlich gesenkt werden kann. Wer also bei Obst und Gemüse reichlich zugreift, der hat stärkere Knochen als die Pflanzenkostverächter.

Fazit

Obst und Gemüse stehen bei den gesunden Lebensmitteln und bei krankheitsvorbeugenden Maßnahmen an erster Stelle.

Die Wirklichkeit sieht anders aus

Eine große bundesweite Untersuchung, die Nationale Verzehrsstudie II, die vom Bundesforschungsinstitut für Ernährung und Lebensmittel (MRI) durchgeführte wurde, zeigte klare Defizite beim täglichen Verzehr von Obst und Gemüse auf. Im Zeitraum von November 2005 bis Januar 2007 konnten repräsentative Daten zum Ernährungsstatus der deutschen Bevölkerung gewonnen werden. An dieser Erhebung nahmen etwa 20 000

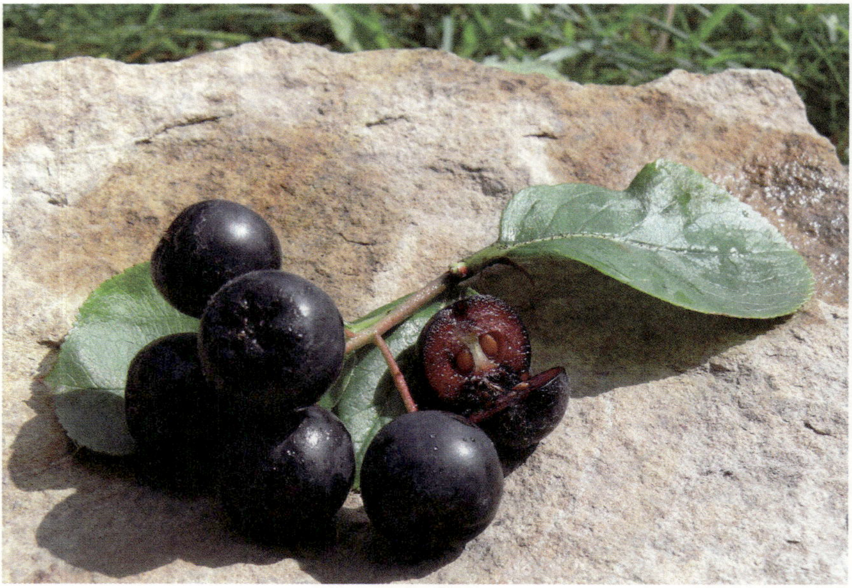

Personen aus Privathaushalten im Alter von 14 bis 80 Jahren teil. Diese wurden zu ihren Ernährungsgewohnheiten befragt. Es zeigte sich, dass deutlich zu wenig Obst und Gemüse verzehrt wird. Von den Befragten halten etwa 65% der Männer und 54% der Frauen die von der Deutschen Gesellschaft für Ernährung (DGE) ausgesprochene Empfehlung von mindestens 250 Gramm Obst pro Tag nicht ein. Beim Gemüse sieht es noch schlimmer aus: Die DGE-Empfehlung von 400 Gramm Gemüse pro Tag erfüllen, gemäß dieser Erhebung, weniger als 20% (!) der befragten Frauen und Männer. Die Gründe für den geringen Konsum von Grünkost sind vielfältig. Viele Menschen haben andere Essensvorlieben und bevorzugen eine fettreiche und/oder kohlenhydratlastige Kost und können Frucht- und Gemüsesorten geschmacklich wenig abgewinnen. Andere nehmen sich im Alltag nicht die Zeit für den Einkauf oder die

Zubereitung der Frischkost und greifen eher auf Fertigprodukte zurück. Erwähnenswert ist auch die Tatsache, dass sich in der heutigen Zeit viele Menschen frisches Obst und Gemüse auch aus Kostengründen nicht mehr leisten können oder wollen. Wieder Andere leiden unter Unverträglichkeiten (z.B. Fruktose-intoleranz) und können deswegen keine Früchte vertragen. Somit wird in weiten Teilen der Bevölkerung die Empfehlung mindestens 5 bis 7 Portionen Obst und Gemüse pro Tag zu verzehren nicht eingehalten.

Was macht Obst und Gemüse so gesund?

Vitamine – einen Mangel kann sich der Körper kaum leisten

Sie sind wichtig für die Blutbildung, stärken die Nerven und die körpereigene Abwehr, sorgen für die Bereitstellung von Energie und schützen die Blutgefäße, die Augen, Haare und Nägel – kurzum: ohne Vitamine läuft nichts im Körper (Tabelle 1). Diese Mikronährstoffe, die der Körper tagtäglich dringend benötigt, kann er selbst nicht herstellen. Er ist daher auf eine regelmäßige und ausreichende Zufuhr von außen angewiesen.

Zu unterscheiden sind grundlegend die wasserlöslichen von den fettlöslichen Vitaminen. Zur erstgenannten Gruppe gehören das Vitamin C und die Vitamine der B-Reihe. Diese können im Körper nur bedingt gespeichert werden. Ein Mangel an diesen lebensnotwendigen Vitalstoffen kann sich z.B. durch die Einnahme bestimmter Medikamente, chronischen Alkoholkonsum oder bei Verdauungsstörungen einstellen. Dabei üben

Tabelle 1: Wichtige Vitamine und ihre Funktion im Körper (Auswahl)

Vitamine	Funktion/Bedeutung
Vitamin B1	Nervensystem, Energiestoffwechsel
Vitamin B2	Fett-, Eiweißstoffwechsel
Vitamin B6	Nervensystem, Immunsystem
Vitamin B12	Blutbildung, Nervensystem
Folsäure	Zellneubildung, Blutbildung, Nervenstoffwechsel
Niacin	Energie-, Nervenstoffwechsel
Pantothensäure	Wachstums-, Stress- und Sexualhormone, Haare
Biotin	Haut, Haare, Nägel
Vitamin C	Antioxidans, Immunsystem, Kollagenbildung, Stresshormone, Eisenstoffwechsel
Vitamin A	Sehkraft, Immunsystem
Vitamin D3	Knochenstoffwechsel, Immunsystem, Darmgesundheit
Vitamin E	Zellschutz, Durchblutung, Gefäßschutz
Vitamin K1	Blutgerinnung, Knochen

diese Vitamine eine Reihe wichtiger Funktionen im Körper aus und sollten dem Körper regelmäßig zugeführt werden.
Zu den fettlöslichen Vitaminen zählen die Vitamine A, D, E und K. Diese können im Körper besser gespeichert werden als ihre wasserlöslichen Kollegen. Daher ist die Gefahr einer Unterversorgung hier grundlegend geringer.

Vitamine finden wir reichlich in Obst und Gemüse. Aber auch Fleisch, Eier, Milch, Milchprodukte und Fisch enthalten wichtige Vitamine. Eine gemischte Kost mit einem hohen Obst- und Gemüseanteil aber auch gelegentlichem Fleisch- und Fischverzehr ist daher empfehlenswert. Allerdings sind die Vitamine luft- und hitzeempfindlich und können durch die Lagerung und die Lebensmittelzubereitung (Dünsten, Kochen, Braten) um bis zu etwa 80% zerstört werden.

Ein Mangel an Vitaminen kann durch eine Reihe von Faktoren begünstigt werden (Tabelle 2). Gerade bei älteren Menschen ist häufig die Anwendung von Arzneimitteln für Defizite mitverantwortlich, denn viele medikamentöse Wirkstoffe treten mit den Vitaminen (vor allem den B-Vitaminen) in Wechselwirkung und beeinträchtigen deren Aufnahme und Verwertung im Körper.

Tabelle 2: Lebens(stil)faktoren, die den Bedarf an Vitalstoffen erhöhen (Beispiele)

Schwangerschaft, Stillzeit	Rauchen, sonstige Schadstoffe
Wachstum, Entwicklung	Sauna
Alter	Sonnenexposition
Chronische und akute Erkrankungen	Sport
Diäten, Fastenkuren	Stress, Leistungsdruck
Medikamenteneinnahme	Alkoholkonsum

Fazit

Vitamine sind lebensnotwendige Stoffe, die eine Reihe wichtiger Funktionen erfüllen und vom Körper selbst nicht hergestellt werden können. Besonders wichtig ist die ausreichende Zufuhr an wasserlöslichen Vitaminen (Vitamine der B-Reihe, Vitamin C), da diese nur begrenzt im Körper speicherbar sind.

Mineralstoffe und Spurenelemente – unentbehrliche Helfer für den Stoffwechsel

Kennen Sie den Unterschied zwischen Mineralstoffen und Spurenelementen? Mineralstoffe wie beispielsweise Calcium, Kalium oder auch Magnesium kommen im Körper – mengenmäßig – häufiger (> 50 mg/kg Körpergewicht) vor als die Spurenelemente. Zu den Spurenelementen, die in einer Konzentration von < 50 mg/kg Körpergewicht anzutreffen sind, werden beispielsweise Selen, Zink, Eisen, Jod, Mangan, Kupfer, Chrom, Molybdän und Fluor gerechnet. Allgemein werden die genannten Elemente u. a. als Baustoffe (z.B. für Knochen und

Tabelle 3: Wichtige Mineralstoffe und Spurenelemente und ihre Funktion im Körper (Auswahl)

Calcium	Knochen, Zähne, Nervensystem, Blutgerinnung
Magnesium	Enzymaktivitäten, Muskulatur, Nervenstoffwechsel, Herz und Kreislauf
Kalium	Herzfunktion, Nervensystem, Wasserhaushalt
Eisen	Blutbildung, Sauerstofftransport, Enzymaktivitäten
Kupfer	Enzyme, Blutbildung, Knochenstoffwechsel
Chrom	Kohlenhydratstoffwechsel, Blutzuckerregulation
Jod	Schilddrüse
Mangan	Enzymaktivitäten. Knochenstoffwechsel
Molybdän	Entgiftung, Eiweißstoffwechsel, Enzyme
Selen	Bestandteil antioxidativ wirksamer Enzyme, Zellschutz
Zink	Haut, Haare, Immunsystem, Kohlenhydratstoffwechsel

Zähne, für die Nervenfunktion und Muskelkontraktion und den Wasserhaushalt benötigt (Tabelle 3). Sie sind aber auch Bestandteil einer Vielzahl von Enzymen, des roten Blutfarbstoffs oder bestimmter Hormone und wirken als Hilfsstoffe im gesamten Stoffwechsel mit. Mineralstoffe und Spurenelemente gehören wie die Vitamine zu den Stoffen, die für den Menschen lebensnotwendig sind. Da der Körper diese Stoffe aber nicht selbst herstellen kann, müssen sie mit der Nahrung aufgenommen werden.

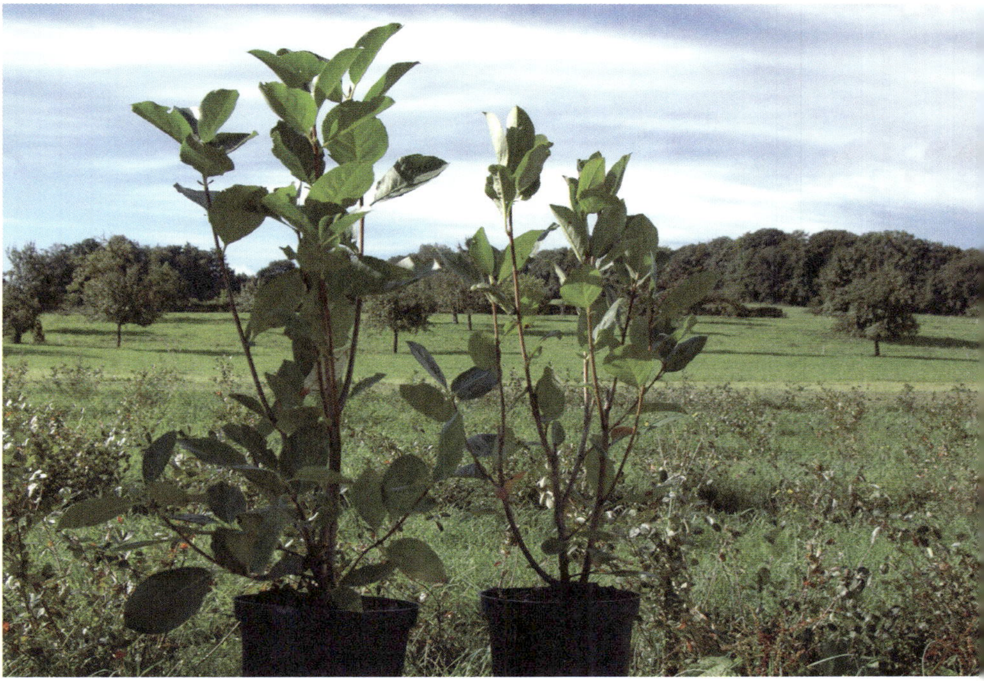

Bioaktive Pflanzeninhaltsstoffe – die Stars in Obst und Gemüse

Man sieht, schmeckt und riecht sie nicht alle und dennoch begegnen sie uns häufig in Früchten und diversen Gemüsesorten: Bioaktive Pflanzeninhaltsstoffe, die etwa Beerenfrüchte blau und rot färben aber auch z.B. den scharfen Geschmack von Gemüsesorten wie Kresse oder Rettich ausmachen. Sie bieten, nach den neuesten Forschungserkenntnissen, eine Vielzahl von gesundheitsfördernden Wirkungen. So stärken sie beispielsweise die körpereigene Abwehr und mindern das Infektionsrisiko für bakteriell oder viral bedingte Erkrankungen. Sie können u.a. auch den Blutfluss verbessern sowie einen günstigen Einfluss auf den Fettstoffwechsel und die Verdauung ausüben. Sie helfen dem Körper auch bei der Verteidigung vor Krebserkrankungen; aber nun der Reihe nach:

Glucosinolate – Scharfmacher mit Schutzwirkung

Das sind schwefelhaltige Stoffe, die beispielsweise in Grünkohl, Brokkoli, Meerrettich und Kresse vorkommen und für deren besonderen Geruch und die Geschmacksschärfe verantwortlich sind. Die Glucosinolate bzw. deren Stoffwechselprodukte wirken entgiftend und unterstützen den Körper bei der Tumorüberwachung. Sie gelten als antimikrobiell, antiviral und können dadurch das Infektionsrisiko reduzieren.

Saponine – pflanzeneigene Abwehr gegen Pilze und Keime

Sie sind oberflächenaktiv und schützen gegen Pilze und Bakterien (Tabelle 4). Gleichzeitig wird ihnen ein positiver Einfluss

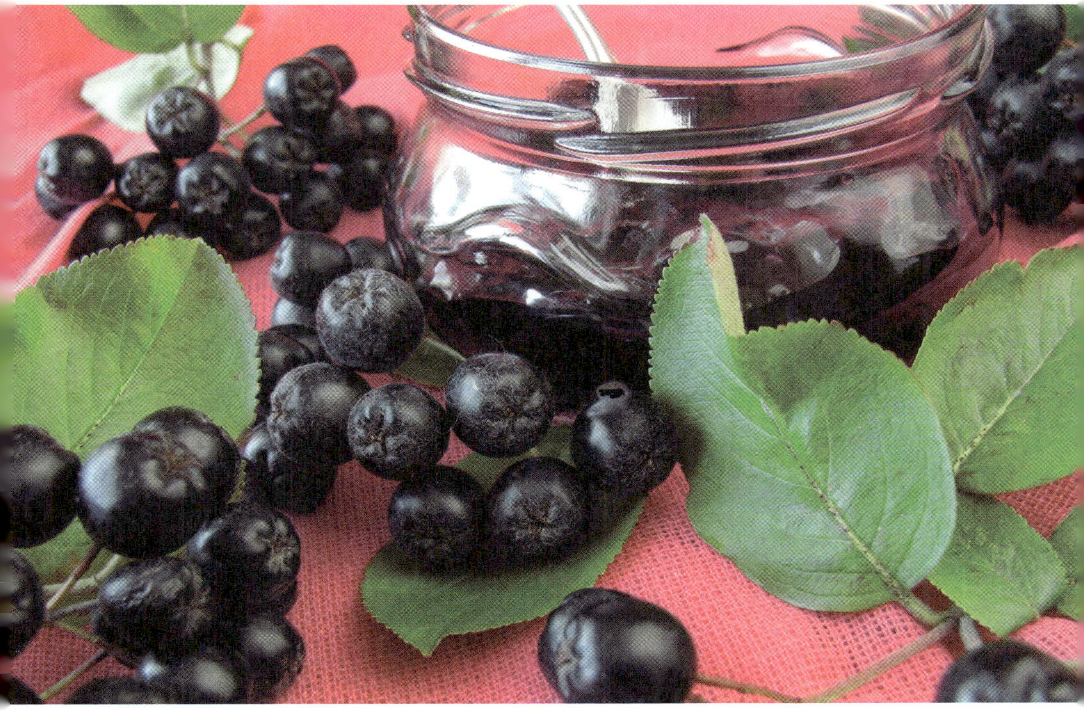

auf den Fettstoffwechsel und eine entzündungshemmende Wirkung nachgesagt: Saponine sind bioaktive Pflanzeninhaltsstoffe, die in Hülsenfrüchten und diversen grünen Gemüsesorten vorkommen und vor allem im Darm wirken. Es gibt Hinweise darauf, dass die Saponine dort eine entgiftende Wirkung entfalten und insbesondere die Darmschleimhaut vor schädlichen Stoffen (Nahrungsbestandteile, Stoffwechselprodukte) schützen.

Terpene – Bitterstoffe mit Profil

Sie sorgen als Bitterstoffe und Aromaträger für den besonderen Geschmack vieler Fruchtsorten und sind auch Bestandteil von ätherischen Ölen, die z.B. den eigentümlichen Duft von Zitrusfrüchten oder Heidelbeeren und Himbeeren ausmachen. Terpene werden von den Pflanzen als Verteidigungsarsenal gegen Fraßschädlinge und Bakterien gebildet. Im menschlichen Körper wirken sie Entzündungen entgegen und können – das ist ja von Bitterstoffen bekannt – eine positive Wirkung auf die Verdauung ausüben. Zu den Terpenen werden auch die Carotinoide gerechnet, die in orangefarbenem und grünem Gemüse vorkommen. Carotinoide können als Vorstufen von Vitamin A

Tabelle 4 : Übersicht über die wichtigsten bioaktiven Pflanzeninhaltsstoffe, ihr Vorkommen und ihre möglichen, gesundheitsfördernden Wirkungen

Bioaktive Pflanzeninhaltsstoffe	Vorkommen	Mögliche Wirkungen
Polyphenole	Beerenfrüchte, Äpfel, Kohl, Nüsse	Zell- und Gefäßschutz, Immunabwehr, Verbesserung der Tumorüberwachung, entzündungshemmende- und antiinfektiöse Wirkung
Glucosinolate	Kohl, Sauerkraut, Rettich, Senf	Verbesserung der Immunabwehr und der Tumorüberwachung
Saponine	Hülsenfrüchte, grüne	Entgiftung, antientzündliche und antibakterielle Wirkung
Terpene	Beerenfrüchte, Gewürzpflanzen	Zellschutz, Verbesserung der Immunabwehr, Förderung der Verdauungstätigkeit

in dieses wichtige Vitamin umgewandelt werden und peppen damit den Vitamin A-Haushalt auf. Davon profitieren u.a. die Augen und die Haut so wie das Immunsystem. Zudem sind Carotinoide gute Radikalfänger und gelten als „Schutzschirmchen“ für die Haut (z.B. bei zu hoher UV-Einstrahlung).

Polyphenole – Allrounder für die Gesundheit

Sie gelten als die interessantesten bioaktiven Pflanzeninhaltsstoffe, da sie die größte Vielfalt der gesundheitsfördernden Wirkeffekte aufweisen (Tabelle 4). Da diese Wirkungen so umfassend sind, werden die Polyphenole im Folgenden im Detail dargestellt. Besonders reich an wertvollen Polyphenolen sind z.B. Beerenfrüchte wie Aroniabeere, Heidelbeere oder der Granatapfel (Scheinbeere) oder auch die Kakaobohnen.

Die Polyphenole kann man im Wesentlichen in die beiden großen Gruppen der Phenolsäuren und der Flavonoide gliedern (Grafik). Die Phenolsäuren kommen beispielsweise als Kaffeesäure in der Kartoffel, im Granatapfel und im Kaffee vor, als Ferulasäure in Getreide und als Ellagsäure in Nüssen

Grafik: Polyphenole

Phenolsäuren (Beispiele)	Flavonoide (Beispiele)
Kaffeesäure	Epigallocatechin-, gallat
Ferulasäure	Quercetin
Ellagsäure	Kämpferol
Chlorogensäure	Hesperidin

und Beerenfrüchten. Die Flavonoide bilden wiederum selbst eine große Gruppe an bioaktiven Pflanzeninhaltsstoffen zu der beispielsweise die Anthocyane gehören, die Blüten und Früchte blau, violett und rot färben. Auch hier kann die Aroniabeere angeführt werden, denn in diesen kleinen Früchten sind speziell solche Flavonoide wie z.B. die Anthocyane in besonders hohen Konzentrationen vorhanden. Auch die im Grüntee vorkommenden Gerbstoffe (Epigallocatechine oder Epigallocatechingallate) sowie das z.B. in Äpfeln vorhandene Quercetin bzw. das in Blattsalaten vorhandene Kämpferol oder das in Orangen vorkommende Hesperidin zählen zu den Flavonoiden.

Neben den genannten bioaktiven Pflanzeninhaltsstoffen gibt es eine Reihe weiterer interessanter Inhaltsstoffe in Gemüse, Obst und Gewürzpflanzen, die nicht vernachlässigt werden sollten. Daher gilt das „Grünfutter" bzw. die daraus gewonnenen Pflanzenextrakte als besonders gesundheitsfördernd. Schließlich war diese Erkenntnis auch die Basis für die „Five-a-day"-Kampagne mit der Empfehlung täglich mindestens 5 bis 7 Portionen Gemüse und Obst zu verzehren, wobei der Trend, der aus aktuellen Forschungserkenntnissen resultiert, sogar zu weit mehr Portionen pro Tag geht, nämlich mindestens 7 bis 12.

Polyphenole als gefäßschützende bioaktive Pflanzeninhaltsstoffe

Herz-Kreislauf-Erkrankungen stehen an erster Stelle der Todesursachen. Daher sind natürlich vorkommende Lebensmittelinhaltsstoffe besonders hinsichtlich ihrer gefäßschützenden Wirkung von Interesse. Wie in verschiedenen Untersuchungen gezeigt werden konnte, mindert eine polyphenolreiche Kost das Risiko für Herz-Kreislauf-Erkrankungen wie z.B. Herzinfarkt. Eine Ernährung, die reich ist an diesen Schutzstoffen, kann die Gefahr für den Herzinfarkt und den Schlaganfall um etwa 30% reduzieren! Interessant ist in diesem Zusammenhang die Beobachtung, die der ungarische Mediziner, Biochemiker und Nobelpreisträger Albert Szent-Györgyi (1893 - 1986) bereits vor mehr als sieben Jahrzehnten gemacht hat: Er entdeckte die Polyphenole vom Typ Flavonoide und bezeichnete diese als Vitamin P. Er räumte diesen Substanzen eine vitaminähnliche Wirkung ein, wobei das „P" für Blutgefäß-**P**ermeabilität (= Durchlässigkeit) steht. Tatsächlich liegen Ergebnisse aus wissenschaftlichen Untersuchungen vor, die belegen, dass Flavonoide die Weitstellung der Gefäße verbessern und damit einer Blutdruckerhöhung entgegen wirken können. Sie fördern

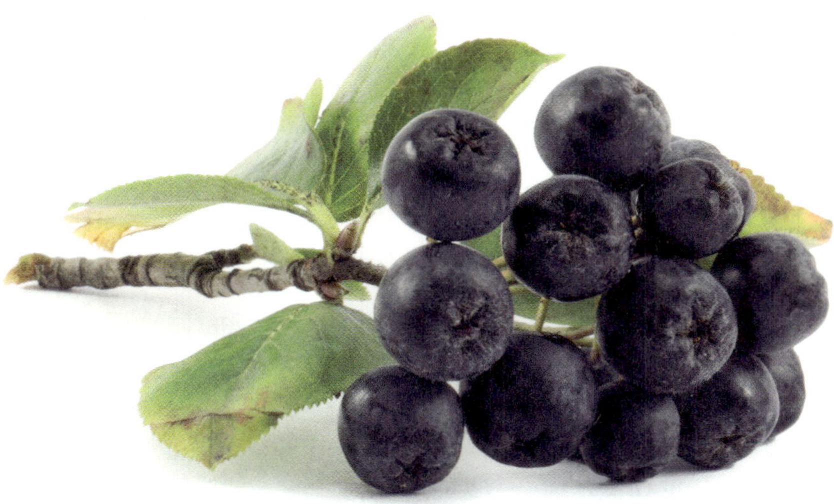

die Durchblutung und hemmen diejenigen Blutplättchen, die für eine Verklumpung des Blutes zuständig sind. Außerdem wird der Fettstoffwechsel durch diese Polyphenole positiv beeinflusst. Bioaktive Pflanzeninhaltsstoffe können auch dazu beitragen, dass das Gesamt- und das LDL-Cholesterin gesenkt wird. Insgesamt weisen die Polyphenole somit eine Reihe von Wirkungen auf, die zur Gesunderhaltung der Gefäße beitragen können (Tabelle 5), was letztlich zur Empfehlung führt, polyphenolreiche Lebensmittel möglichst oft und reichlich zu verzehren.

Eine polyphenolreiche Kost senkt das Krebsrisiko

Nicht weniger interessant sind die Wirkeffekte, die Polyphenole im Bereich des Zellschutzes und der Gesunderhaltung der Zellen verursachen. Krebserkrankungen sind nach den Herz-Kreislauf-Erkrankungen die zweithäufigste Todesursache in Deutschland. Da die Ernährung mit einem Einfluss von etwa 40% maßgeblich an der Entstehung von Krebs mitbeteiligt ist, ist es sicherlich ratsam, die tägliche Speisekarte unter dem Aspekt der gesunden Lebensmittel einmal näher zu betrachten. Zu den hitverdächtigen Nahrungsmitteln in Sachen Krebsschutz zählen zweifelsohne polyphenolreiche Gemüse und Obstsorten wie z.B. Beerenfrüchte. Die Polyphenole können den mehrstufigen Prozess der Krebsentstehung in vielerlei Hinsicht bremsen und die Tumorbildung erschweren. Sie haben eine entgiftende Wirkung und unterdrücken die Bildung krebserregender Stoffe im Körper wie z.B. die Entstehung der schädlichen Nitrosamine. Zudem schützen die Polyphenole die Zellen und das Erbgut vor der Schadwirkung durch freie Radikale (Tabelle 5). Desweiteren

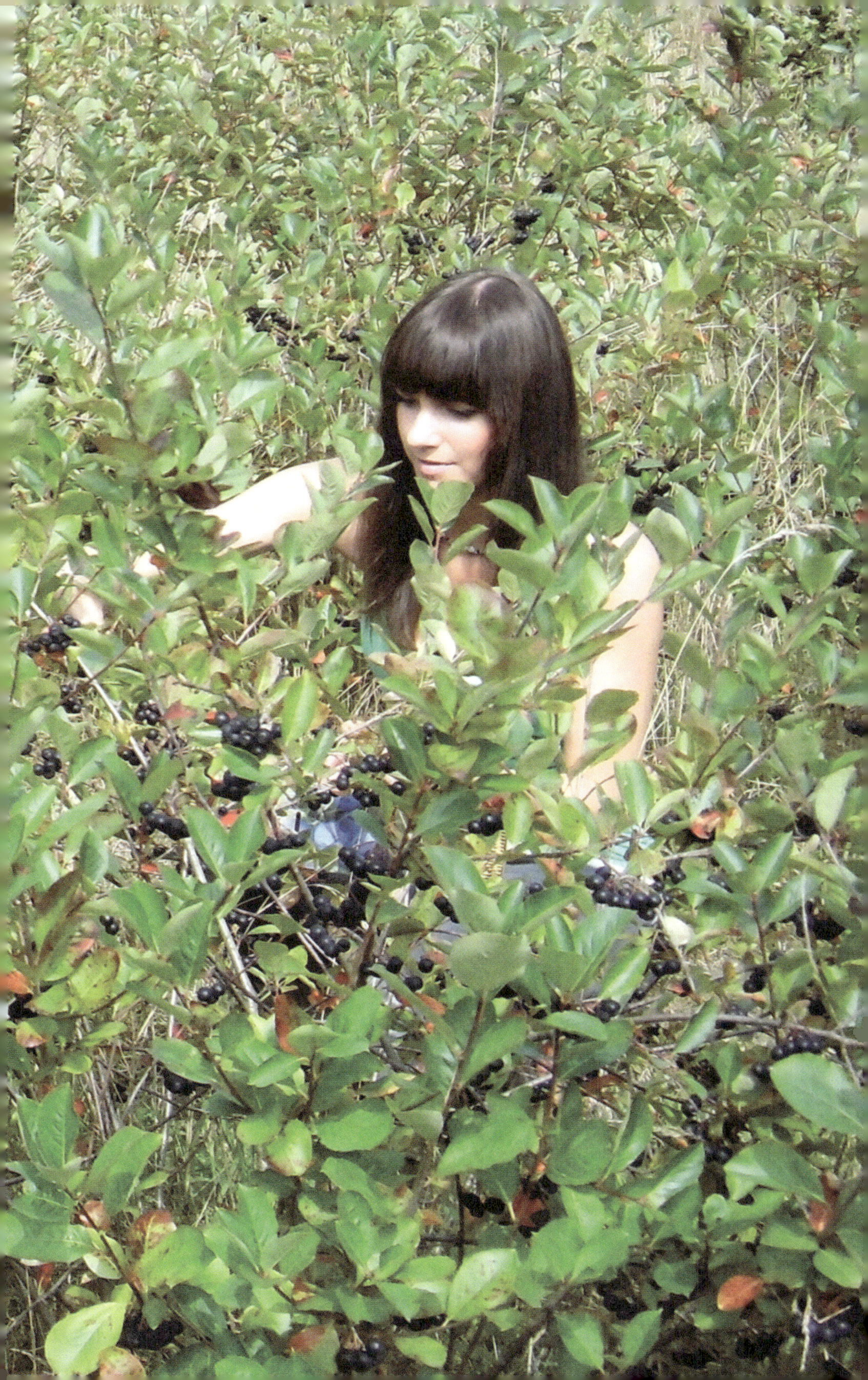

Tabelle 5: Mögliche Wirkungen von Polyphenolen

Herz, Kreislauf	■ Förderung der Durchblutung ■ Günstige Beeinflussung des Fettstoffwechsels ■ Positiver Einfluss bei erhöhtem Blutdruck
Immunsystem	■ Verbesserung der Abwehrleistung ■ Schutz vor Infektionen ■ Hemmung von entzündlichen Prozessen ■ Unterstützung der Tumorüberwachung
Gehirn und Nerven	■ Nervenzellschutz ■ Erhaltung der geistigen Leistungsfähigkeit
Augen	■ Schutz vor altersbedingten Augenerkrankungen (z.B. altersbedingte Makula-Degeneration)

sorgen die bioaktiven Powerstoffe dafür, dass entartete Zellen absterben, bevor sie sich weiter vermehren können.
Damit aus Krebszellen – die im Übrigen tagtäglich in unserem Körper entstehen, ohne dass sich daraus ein Krebs entwickelt – ein handfester Tumor werden kann, muss ihre Ernährung sicher gestellt werden. Das versuchen diese zerstörerischen Zellen, indem sie mit Hilfe von Enzymen „Löcher" in das umliegende Gewebe schlagen und ein feines Netz aus Blutgefäßen aufbauen. Ziel ist es, den Anschluss an das Blutgefäßsystem zu schaffen, um über dieses an den für das Wachstum notwendigen Sauerstoff und die Nährstoffe heran zu kommen. Diesen Vorgang nennt man „Tumor-Angiogenese" (griech. „angio" = Gefäß, „Genese" = Bildung). Wird dieser Prozess unterbunden, kann ein Tumor, wie inzwischen bewiesen worden ist, nicht

über eine Größe von 1 mm³ hinauswachsen. Mit dieser Größe gelingt es den Tumorzellen aber nicht, weiterhin umliegendes Gewebe in Mitleidenschaft zu ziehen und damit eine Tumorerkrankung auszulösen. Daher sind Substanzen, die diese Angiogenese unterbinden können, von größtem medizinischen Interesse. Auch diese Fähigkeit ist den Polyphenolen nachgewiesen worden. Sie haben eine anti-angiogenetische Wirksamkeit, d. h. sie erschweren es den Krebszellen, ihr Blutgefäßnetz zu spinnen, um an die großen Blutgefäße heran zu kommen. Eine solche Schutzwirkung ist beispielsweise von Polyphenolen wie der Ellagsäure, den Anthocyanen und den Proanthocyanidinen bekannt. Diese Schutzstoffe führen letztlich dazu, dass

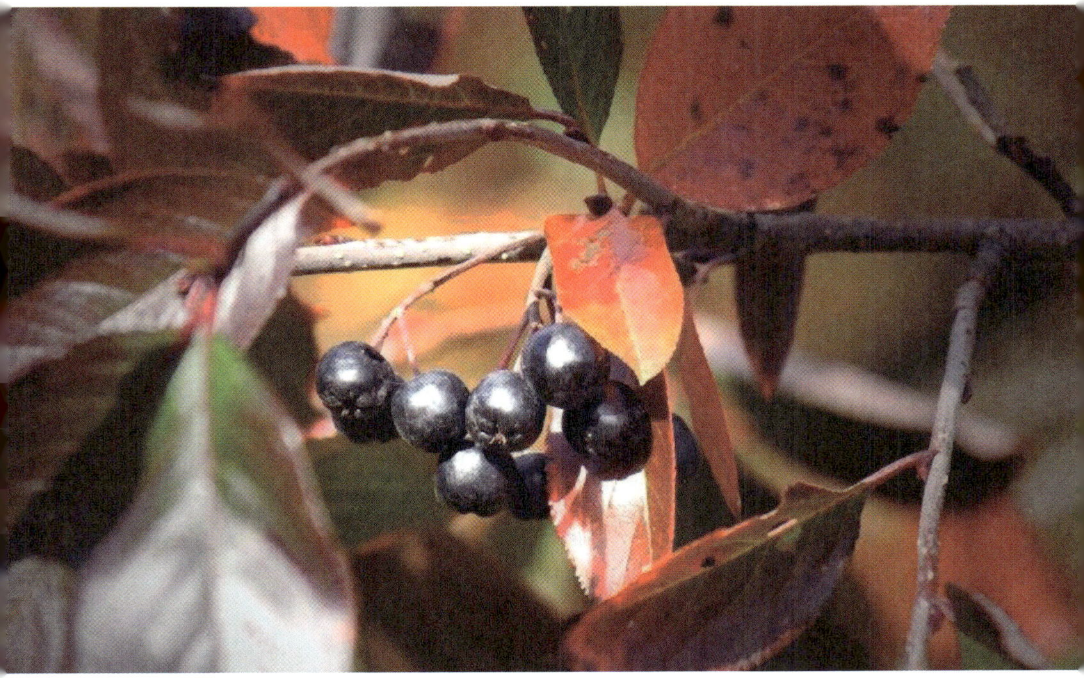

entstehende Tumorzellen keine Nahrung finden und dadurch zugrunde gehen.

Und schließlich mobilisieren die Polyphenole auch die körpereigene Abwehr und sorgen dafür, dass die Immunzellen wachsamer und aktiver sind. Zudem wirken die Polyphenole aber auch Infektionen entgegen, die durch Bakterien und Viren hervorgerufen werden können. Damit entlasten sie nicht nur das Immunsystem, sondern mindern auch das Krebsrisiko, denn etwa 20% aller Krebserkrankungen werden auf eine Infektion mit Viren (z.B. Papilloma-Viren, Epstein-Barr-Virus) zurückgeführt.

Polyphenole – „Brain- und Eyefood“

Die interessanten „Phytonutrients“ bieten offensichtlich weitere Schutzwirkungen wie beispielsweise im Bereich der Nerven und des Gehirns. Untersuchungen haben gezeigt, dass Polyphenole tatsächlich die Blut-Hirnschranke überwinden und dort die empfindlichen Gehirnstrukturen vor entzündlichen Prozessen schützen können, die im Verdacht stehen Nervenkrankheiten (z.B. Morbus Alzheimer, Morbus Parkinson) mit auszulösen. Eine große Studie mit mehr als 1 300 Probanden hat ergeben, dass das Risiko an Demenzen zu erkranken, bei einer hohen Polyphenolzufuhr, im Vergleich zu einer geringen Aufnahme an diesen Schutzstoffen, deutlich gemindert wird. Polyphenolreiches „Brainfood“, wie etwa Aroniabeeren, kann damit einen Beitrag zur Erhaltung der geistigen Leistungsfähigkeit leisten. Auch im Bereich der Gesunderhaltung der Augen machen die Polyphenole von sich reden. So ist beispielsweise bekannt, dass die Dunkeladaptation der Augen durch Beerenpolyphenole verbessert werden kann, was beispielsweise in Untersuchungen mit Flugpiloten gezeigt werden konnte. Auch in Bezug auf die Vorbeugung vor altersbedingten Augenerkrankungen mehren sich die Hinweise auf eine Schutzwirkung durch Polyphenole.

Fazit

Bioaktive Pflanzeninhaltsstoffe – allen voran die Polyphenole – bieten eine Reihe gesundheitsfördernder Wirkeffekte, die eine regelmäßige und vermehrte Zufuhr ratsam erscheinen lassen.

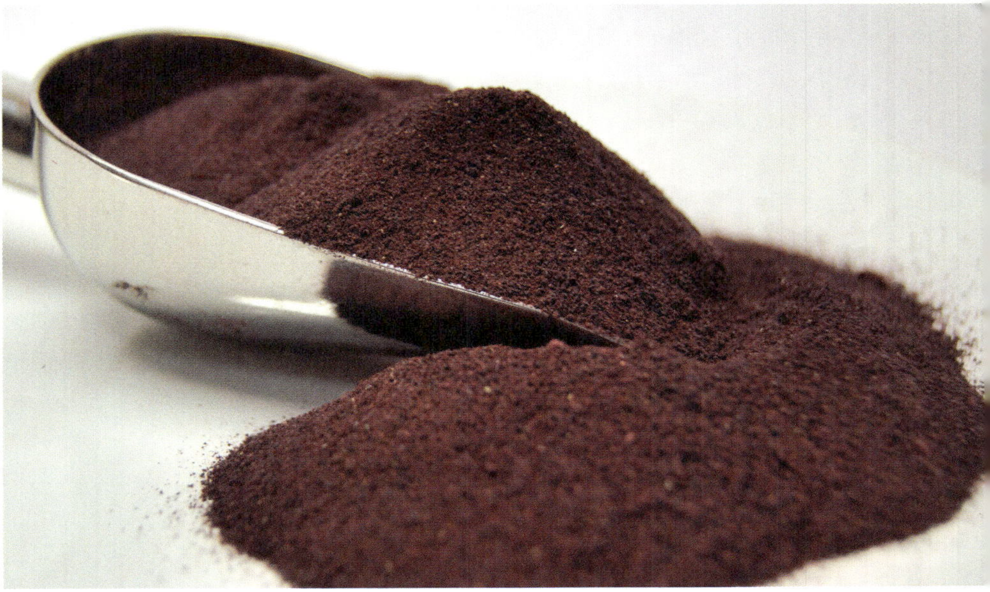

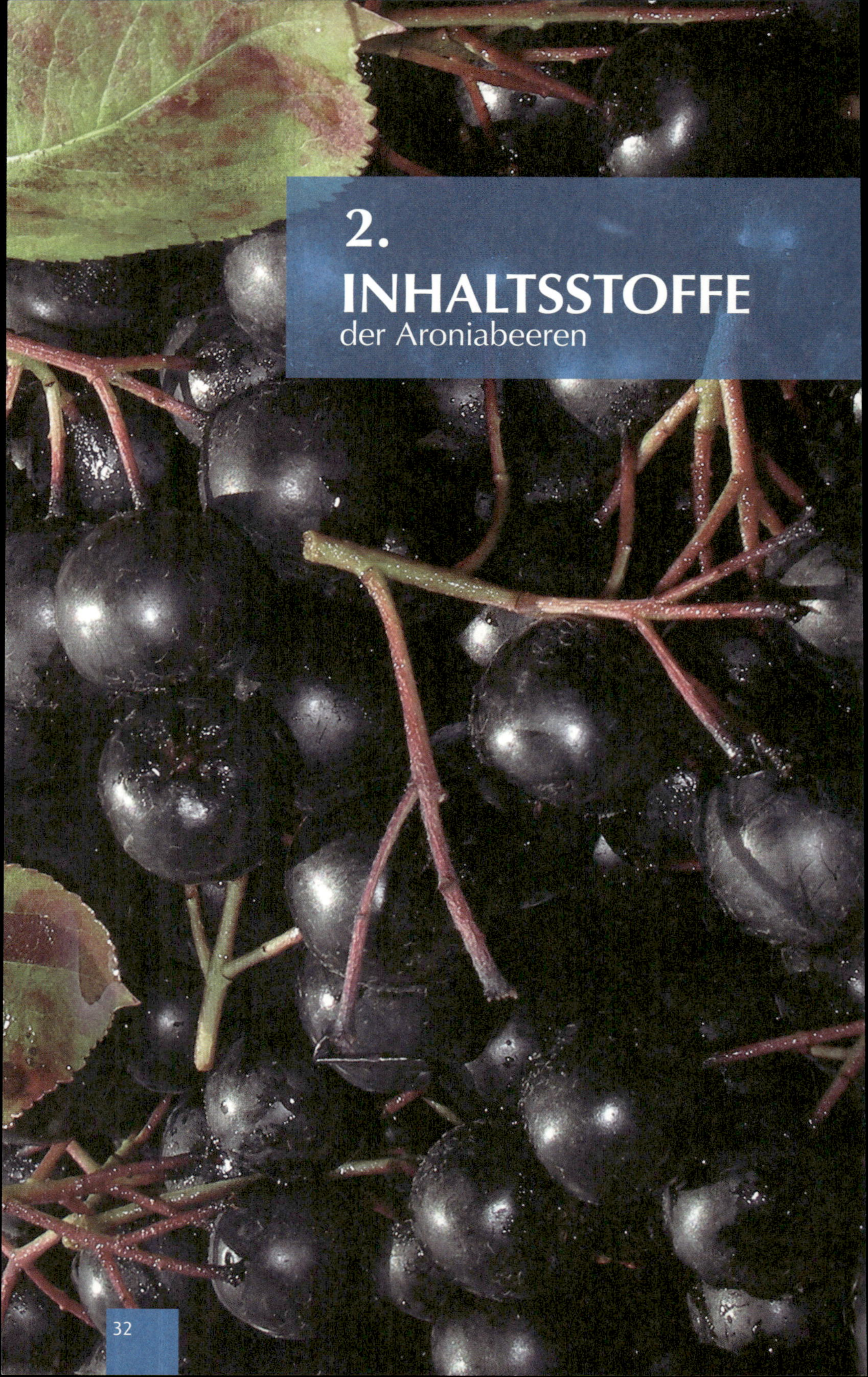

2. INHALTSSTOFFE der Aroniabeeren

Aronia – robustes Gewächs mit starkem Inhalt

Er zählt zu den Rosengewächsen, ist anspruchslos im Wachstum und gedeiht am besten bei eher kühleren Temperaturen: der Aroniabeerenstrauch, der vorwiegend in der nördlichen Hemisphäre anzutreffen ist und dessen Beerenfrüchte im botanischen Sinn nicht dem Beerenobst sondern dem Kernobst zugeordnet werden. Die Aroniabeere (auch Apfelbeere genannt) gibt es in zwei Spezies: Aronia melanocarpa und Aronia arbutifolia. Weiterhin existieren aber zahlreiche Kreuzungen sowohl untereinander als auch mit der Eberesche. Ursprünglich kam die Pflanze wild in Nordamerika und Kanada vor und wurde aufgrund ihrer Kälteunempfindlichkeit und Frostresistenz im 18. Jahrhundert über Sibirien in Osteuropa und den skandinavischen Ländern eingeführt. Und schließlich hielt das Gehölz in den fünfziger Jahren des vergangenen Jahrhunderts dann auch Einzug in Mitteleuropa. Im Mai bildet das Rosengewächs, das bis zu 3 Meter hoch werden kann, zahlreiche, kleine, weiße Blüten, die zu Dolden zusammengefasst sind. Aus diesen entstehen dann im Verlauf des Sommers zunächst rötliche, später dann blauschwarze Beeren von der Größe der Heidelbeeren. Interessant ist, dass die Pflanze gegenüber Schädlingen und Krankheiten (z.B. Pilzinfektionen) sehr resistet ist, was sicherlich am hohen Gerbstoffgehalt der Beeren liegt. Daher schmecken die Beeren des Aroniastrauchs auch relativ herb. Roh sollten sie nicht nur wegen des Gerbstoffgehaltes sondern auch wegen blausäurehaltiger Verbindungen (Amygdalin) nicht unbedingt verzehrt werden.
Ansonsten können die tiefblau gefärbten runden Kraftpakete allerdings mit einer Vielzahl von gesundheitsfördernden Vital-

stoffen und einem hohen Gehalt an bioaktiven Pflanzeninhaltsstoffen aufwarten, welche die (erhitzten) Beeren oder den daraus gewonnenen Saft für die Erhaltung oder Wiedererlangung der Gesundheit als wertvolles Lebensmittel erscheinen lassen.

Aroniabeeren – reichhaltige Quelle von Vitalstoffen

Die Aroniabeeren enthalten sowohl energieliefernde (Kohlenhydrate, Fette, Eiweiße) als auch nichtenergieliefernde Substanzen (Vitamine, Mineralstoffe, Spurenelemente, bioaktive Pflanzeninhaltsstoffe). Die Kohlenhydrate (Anteil etwa 15%) umfassen Ballaststoffe, die z.B. als Pektin, Zellulose oder Lignin in den Zellwänden vorkommen, sowie Einfachzucker wie Traubenzucker (Glukose) und Fruchtzucker (Fruktose) als auch den Zuckeralkohol Sorbit, der vom Körper in Fruchtzucker umgewandelt werden kann. In geringen Mengen (< 1%) sind in den Früchten auch Fette wie z.B. Phospholipide oder Sterole enthalten. Auch der Anteil an Eiweiß (< 1%) ist eher gering, umfasst aber ein interessantes Aminosäurespektrum. So sind in absteigender Reihenfolge der Konzentration als wichtige Proteinbausteine L-Asparagin, das biogene Amin der L-Glutaminsäure (Gamma-Aminobuttersäure), L-Glutamin, L-Asparaginsäure, L-Glutaminsäure, L-Serin, L-Threonin, L-Prolin, L-Arginin und andere mehr enthalten. Weiterhin sind in den Beeren eine Vielzahl organischer Säuren enthalten, die als Bestandteil der in den Früchten vorhandenen Gerbstoffe vorkommen. Bei den Vitaminen haben wir es bei der Aronia mit einer umfangreichen Palette zu tun: So ist die gesamte Reihe der B-Vitamine vorhanden mit einer Ausnahme (Vitamin B12).

Besonders hohe Konzentrationen können bei den B-Vitaminen Niacin und Pantothensäure verzeichnet werden. Aber auch weitere Vertreter dieser „Nervenvitamine" wie z.B. Vitamin B2 (Riboflavin), Vitamin B6 (Pyridoxin) oder Vitamin B1 (Thiamin) sind in nennenswerter Menge in den blauschwarzen Kraftspendern vorhanden. Und schließlich können die Aroniabeeren auch mit einem nachweisbaren Anteil an den Vitaminen C und E aufwarten. Bei den Mineralstoffen und Spurenelementen sind vor allem Kalium, Magnesium und Calcium zu nennen, wobei die Konzentration des Kaliums mit > 200 mg pro 100 Gramm

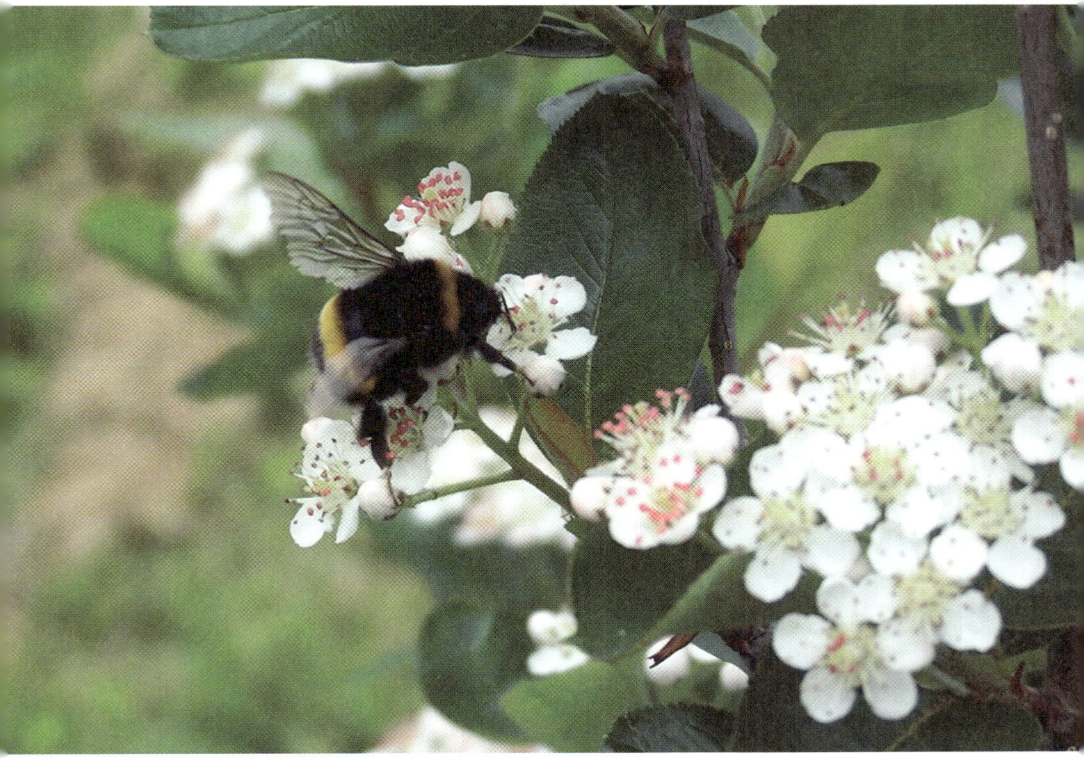

frischer Beeren besonders bemerkenswert ist. Ebenso finden sich auch kleinere Mengen an Mangan, Zink, Eisen und Kupfer (Tabelle 6).

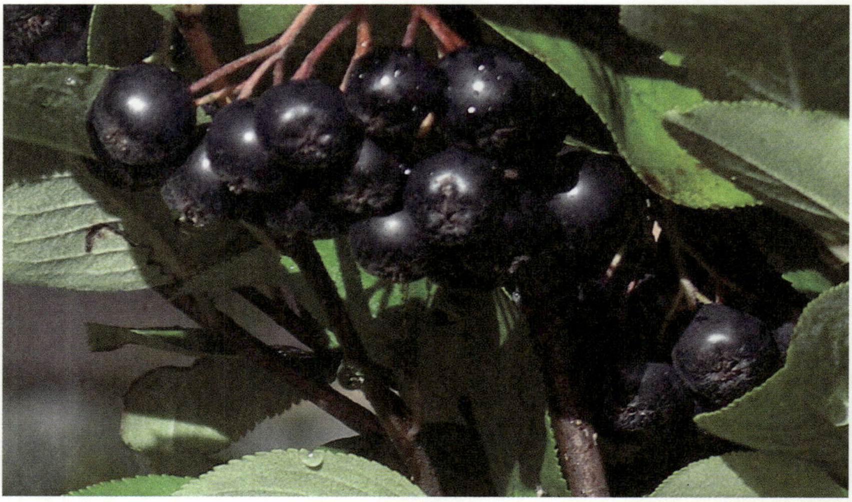

Tabelle 6: Wichtige Vitalstoffe der Aroniabeeren
(nach absteigender Konzentration pro Substanzklasse angegeben)

Vitamine	Mineralstoffe	Spurenelemente
Niacin	Kalium	Mangan
Pantothensäure	Magnesium	Zink
Vitamin B2	Calcium	Eisen
Vitamin B6		Kupfer
Vitamin B1		
Vitamin C		
Vitamin E		
Vitamin K		
Folsäure		

Kleine Beere mit geballtem Inhalt an schützenden Phytonutrients

Nicht nur im Bereich Vitamine, Mineralstoffe und Spurenelemente kann die Aroniabeere punkten, sondern vor allem auch im Bereich der sekundären Pflanzeninhaltsstoffe, allen voran den Polyphenolen. Mit mehr als 700 mg Polyphenole pro 100 g Frischgewicht sind die blauvioletten Früchte richtige „Polyphenolbomben". Die Polyphenole erscheinen in vielen Strukturvarianten. So sind vor allem Polyphenole aus der Reihe der Bioflavonoide wie z.B. Proanthocyanidine, Anthocyane oder Flavonole vertreten. Die Anthocyane, die wie die Proanthocyanidine, in hohen Konzentrationen vorkommen, sind für die Farbgebung der Beeren verantwortlich. Diese beiden Polyphenolklassen machen zusammen etwa 60 bis 70% des Gesamtpolyphenolgehaltes aus. Aber auch Phenolsäuren (z.B. Chlorogensäure) sind in den kleinen, dunklen Beeren vorhanden. Die hohe Konzentration an den verschiedensten Polyphenolen machen letztlich im Wesentlichen die zahlreichen gesundheitsfördernden Wirkungen der Beerenfrüchte aus, denn – wie bereits beschrieben – besitzen diese bioaktiven Pflanzeninhaltsstoffe eine Reihe positiver Effekte auf die Gesundheit.

Fazit

Aroniabeeren sind reich an essentiellen Vitalstoffen. Besonders interessant in Bezug auf die gesundheitsfördernde Wirkung ist der hohe Gehalt an bioaktiven Pflanzeninhaltsstoffen, vor allem an Polyphenolen.

3.
ANWENDUNGS-GEBIETE für Aroniabeeren

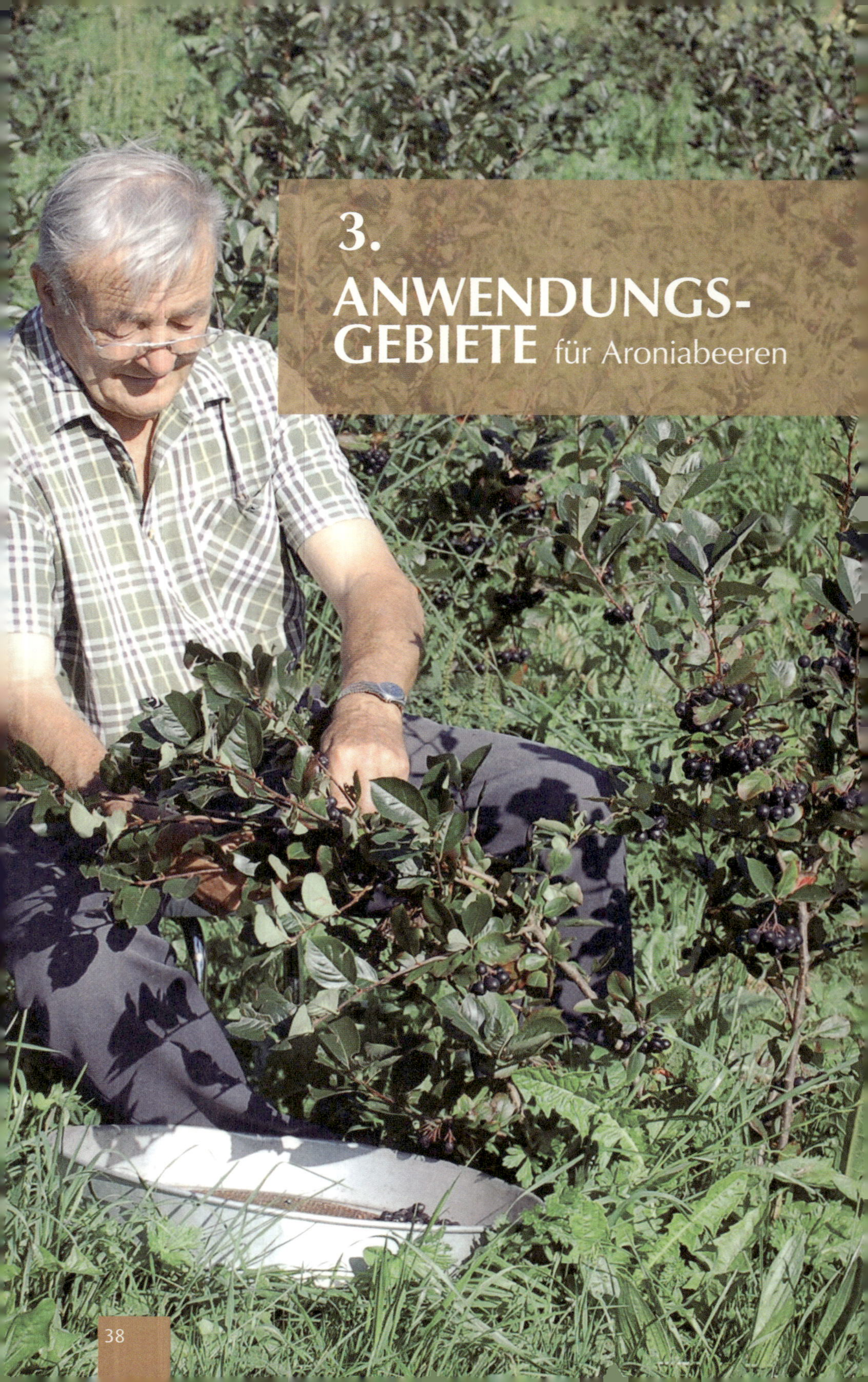

Aronia in der Volksheilkunde

In der Volksheilkunde ist die Aroniabeere bei Weitem keine Unbekannte. Bereits vor mehr als 50 Jahren wurde der ernährungsphysiologische Wert der kleinen Beeren in Russland erkannt und dort auch zu therapeutischen Zwecken genutzt. Klinische Erprobungen und Studien, die mit den Beeren dort stattfanden, zeigten eine Reihe positiver Untersuchungsergebnisse bei Erkrankungen und Belastungen der verschiedensten Art (z.B. bei Herz-Kreislauf-Erkrankungen, Hautkrankheiten, Entzündungen, Magen-Darm-Erkrankungen, Kinderkrankheiten, Strahlenschäden). In der Frauenheilkunde (z.B. gegen Schwangerschaftserbrechen), in der Kinderheilkunde, der Dermatologie und in der Inneren Medizin fanden die Beerenfrüchte ihre Anwendung. Infolge der therapeutischen Relevanz der Aroniabeeren hatte das Komitee des Gesundheitsministeriums der ehemaligen UDSSR sowohl die Verwendung der Früchte und des daraus hergestellten Natursaftes als auch daraus produzierter Tabletten zur Behandlung des erhöhten Blutdrucks beschrieben. Ein pharmazeutisches Unternehmen in Sibirien stellte fast 30 Jahre lang „Vitamin P"-Tabletten (benannt nach dem positiven Einfluss der Beerenfrüchte auf Blutgefäß-Permeabilität) aus Aronia-Früchten her. Aber auch bei Magen-Darm-, Leber- oder Gallenblasenleiden kamen die Früchte zum Einsatz, denn bereits damals schon konnte man beobachten, dass die Aronia die Aktivität der an der Verdauung beteiligten Drüsen fördert und allgemein eine positive Wirkung auf die Verarbeitung und Weiterleitung des Nahrungsbreis durch die einzelnen Verdauungsorgane des Körpers hat. Von großer Bedeutung waren die Beeren auch in der Kinderheilkunde wenn es um die Stabilisierung des Immunsystems zur Krankheitsprophylaxe (Kinderkrankheiten) ging. Auch hier setzte man auf das Kernobst, welchem eine abwehrstärkende und antiinfektiöse Wirkung zugesprochen wurde. Schließlich kamen die blauschwarzen Powerbeeren auch bei Vergiftungen und bei Strahlenschäden zum Einsatz, denn es zeigte sich, dass Aronia entgiftende Effekte besitzt und die Ausleitung von Umweltgiften (z.B. Schwermetallen) und radioaktiven Verbindungen fördert.

Aronia als Antioxidans

Der Stress mit dem „oxidativen Stress“

Unsere Organe bestehen aus vielen kleinen Einheiten, den Zellen, die ähnlich einer Chemiefabrik ständig wichtige Stoffe umsetzen und produzieren, mittels derer alle Lebensvorgänge aufrecht erhalten werden. Unser Körper ist aus etwa 70 Billionen dieser Zellen aufgebaut, die sich ständig erneuern. Die Funktionstüchtigkeit der Zellen und die geordnete Zellerneuerung entscheiden letztlich über Gesundheit oder Krankheit. Nun sind unsere Körperzellen tagtäglich zahlreichen Anfeindungen wie z.B. Bakterien, Viren, Umweltgiften, Schadstoffen in der Nahrung u.v.m. ausgesetzt und es ist für das körpereigene Überwachungs- und Reparatursystem nicht immer leicht alles im Lot zu halten. Was den Bausteinen unserer Gewebe und Organe besonders zu schaffen machen kann, sind die sogenannten freien Radikale. Das sind äußerst aggressive, reaktionswütige, winzige Teilchen, die in unserem Körper bei vielen Vorgängen ständig neu gebildet werden. Sie sind dadurch charakterisiert, dass sie ihren Bindungspartner durch Stoffwechselprozesse oder äußere Einflüsse (z.B. UV-Licht) verloren haben und nun – vergleichbar einem gerade verlassenen Single unserer Gesellschaft – sich auf die Suche nach einem neuen Bindungspartner begeben. Jedoch wird leider, im Fall der freien Radikale, die Partnersuche wild und wahllos betrieben: auf der Suche nach Paarung werden von den gierigen kleinen Teilchen – innerhalb von Bruchteilen einer Sekunde – wichtige Bestandteile der Zelle (z.B. Fette oder Eiweiße) angegriffen, „oxidiert" und ihnen einfach ein Bindungsbaustein entrissen. Klar, dass nun dieser bestohlene Zellbestandteil selbst unzufrieden ist und sich nun, als neu gebildetes freies Radikal, seinerseits wieder an einen weiteren Zellbaustein heranmacht, um nun diesem einen Bindungsbaustein zu entreißen. So wird letztlich eine Kettenreaktion ausgelöst, die für jede Körperzelle, fatale Folgen haben kann. Die Zellen sind durch die brutalen Angreifer in ihrer Funktion stark beeinträchtigt, was das Risiko für chronisch-degenerative Erkrankungen erhöhen kann (Tabelle 7). Nach den bislang vorliegenden Erkenntnissen stehen vermutlich mehr als 50 Erkrankungen mit den freien Radikalen in Verbindung.

Fazit

Die Bildung freier Radikale im Übermaß und die unzureichende Versorgung mit „Radikalfängern" (= Antioxidantien) bezeichnet man als „oxidativen Stress". Dieser begünstigt (vorzeitige) Alterungsprozesse und ist an der Entstehung chronisch-degenerativer Erkrankungen mitbeteiligt.

Tabelle 7: Erkrankungen (Auswahl), die mit den freien Radikalen in Verbindung gebracht werden

Alzheimer'sche Erkrankung	Hauterkrankungen
Atemwegserkrankungen (z.B. Asthma, Bronchitis)	Krebs
Atherosklerose	Multiple Sklerose
Augenerkrankungen (z.B. Grauer Star)	Parkinson'sche Erkrankung
Chronisch-entzündliche Darmerkrankungen	Rheumatische Erkrankungen
Durchblutungsstörungen	

Freie Radikale lieben Fett

Die angriffslustigen Teilchen stürzen sich in den Zellen vorzugsweise auf Fette, die äußerst empfindlich auf die Räuber reagieren: Sie werden durch freie Radikale leicht oxidiert und gehen dabei in den „ranzigen" Zustand über. Dabei sind Fette für unseren Stoffwechsel sehr wichtig – sie schützen uns vor Stößen und Verletzungen, liefern Energie, sind Ausgangsstoffe für wichtige Gewebshormone und signalgebende Botenstoffe und sorgen dafür, dass die fettlöslichen Vitamine über die Darmschleimhaut in das Blut aufgenommen werden. Werden die Körperfette durch die freien Radikale zerstört, so können sie diese wichtigen Funktionen im Körper nicht mehr wahrnehmen. Diese Vorgänge spielen eine Rolle bei vorzeitigen Alterungserscheinungen, die sich beispielsweise in einer nachlassenden Gedächtnisleistung äußern können. Unsere Nerven sind in Fett eingebettet, auch das Gehirn ist sehr „fetthaltig", folglich durch die freien Radikale gefährdet.

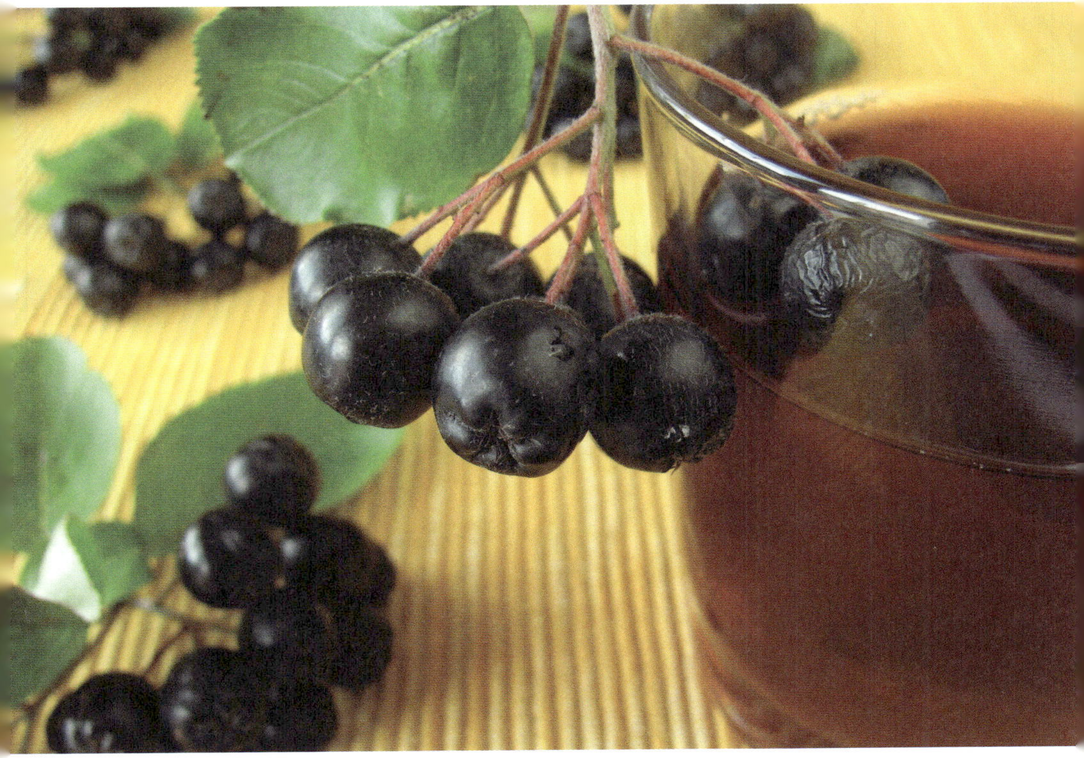

Freie Radikale schädigen lebensnotwendige Proteine und das Erbgut

Allerdings stellen die Fette nicht die einzigen Ziele der kleinen Teilchen dar. Diese reagieren auch gern mit Proteinen (Eiweißen), die beispielsweise wichtige Bausteine unserer Enzyme und Hormone darstellen und somit zahlreiche Stoffwechselprozesse regeln. Außerdem sind sie als Gerüststoffe am Aufbau unseres Körpers mitbeteiligt: Bindegewebe, Sehnen, Knorpel, Haut, Haare und Nägel werden von Proteinen zusammengehalten. Ebenso sind Proteine für den Transport des roten Blutfarbstoffs und die Speicherung von Spurenelementen wie beispielsweise Eisen oder Kupfer wichtig. Schließlich gehören zu dieser Stoffklasse auch Immunboten- und Abwehrstoffe, die für die Gesunderhaltung des Körpers unerlässlich sind. Werden die Proteinbausteine durch freie Radikale „oxidiert" und damit geschädigt, dann leidet der gesamte Stoffwechsel, aber auch die körpereigene Abwehr.

Dieses ergiebige Feld genügt aber den gierigen freien Radikalen noch immer nicht – sie wollen auch an die Kommandozentrale der Körperzellen, den Zellkern, heran. Dieser enthält die empfindliche Erbinformation, die normalerweise durch die Kernhülle geschützt und gut im Inneren der Zelle verpackt ist. Freie Radikale attackieren zuerst die Kernhülle, dringen dann in den Zellkern ein und machen sich an unseren Genen zu schaffen: etwa 10 000 Angriffe durch freie Radikale muss jede unserer Zellen täglich abwehren. Kein Wunder, dass u.a. auch Krebserkrankungen, die mit einer veränderten Erbinformation in den Zellen beginnen, mit diesen kleinen, aggressiven Teilchen in Zusammenhang gebracht werden!

Lebensstil und Umwelt bestimmen das Ausmaß an oxidativem Stress

Freie Radikale entstehen im Körper bei einer Vielzahl von Stoffwechselprozessen, so z.B. im Rahmen der Atmung (Tabelle 8). Sie werden im Körper aber auch durch die Wirkung von Luftschadstoffen, UV-Strahlung und Ozon gebildet. Auch die

Einnahme von Medikamenten geht häufig mit einem Übermaß an freien Radikalen einher. Wer raucht und/oder häufig Alkohol trinkt, ist ebenfalls vermehrt vom oxidativen Stress betroffen. Und schließlich müssen hier auch noch die übermäßige körperliche Aktivität und der Sport erwähnt werden, denn hierbei werden die aggressiven, kleinen Teilchen ebenfalls vermehrt freigesetzt. Auch Vielflieger sind durch die kosmische Strahlung gehäuft von einem Zuviel an freien Radikalen betroffen. Und schließlich gehen auch zahlreiche Erkrankungen (z.B. Entzündungen, Gelenkerkrankungen, Durchblutungsstörungen, Diabetes mellitus) mit einem Ungleichgewicht an diesen Winzlingen einerseits und entsprechenden Schutzstoffen andererseits einher. Somit sind wir täglich zahlreichen Einflussgrößen

Tabelle 8: Mögliche Quellen für freie Radikale und den dadurch bedingten „oxidativen Stress"

Innere Faktoren, die zu einer vermehrten Belastung mit freien Radikalen beitragen können:	**Äußere Faktoren**, die zu einer vermehrten Belastung mit freien Radikalen beitragen können:
Atmung	Alkohol
Stress	Flugreisen
Übermäßige körperliche Aktivität, Sport	Luftschadstoffe
Entzündungen	Medikamente (z.B. Schmerz-, und Krebsmittel)
	Ozon
	Pestizide
	Rauchen
	Röntgenstrahlung
	Schwermetalle (z.B. in Zahnfüllungen)
	UV-Strahlung
	Umweltgifte

ausgesetzt, die zu einem Anstieg an freien Radikalen beitragen und damit das Risiko für die radikalassoziierten Erkrankungen begünstigen können.

Fazit

In der heutigen Zeit sind wir – durch unseren Lebensstil und die Umwelt bedingt – vermehrt freien Radikalen und den damit verbundenen Risiken für unsere Gesundheit ausgesetzt.

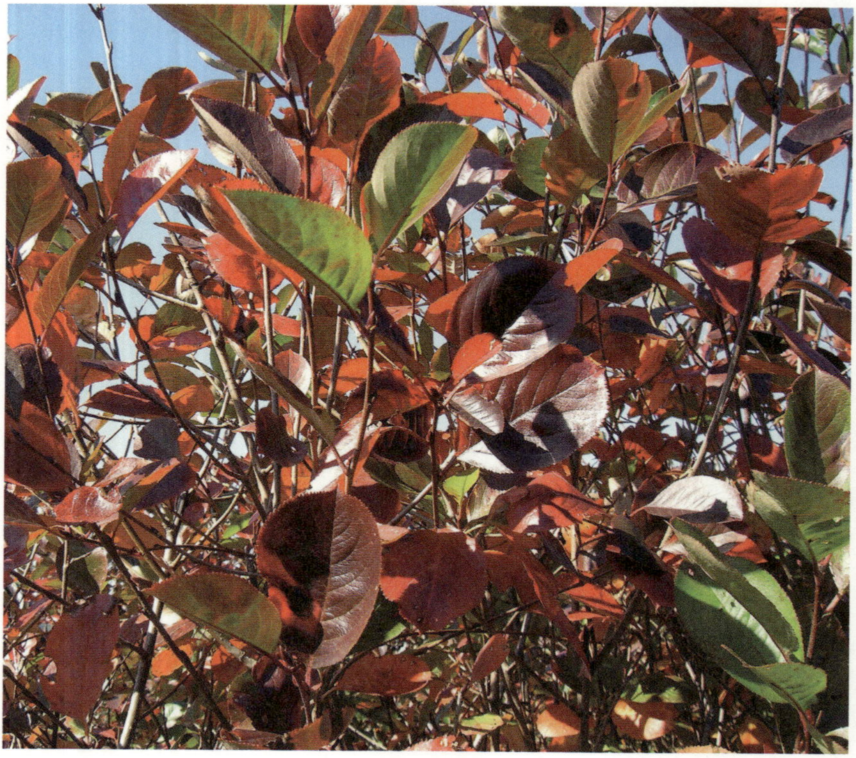

Wie kann man sich schützen – Antioxidantien aus Aroniabeeren als „Bodyguards"

Glücklicherweise sind wir den zellschädigenden Angreifern nicht schutzlos ausgeliefert, sondern verfügen über eine Vielzahl von Verteidigern, die sich gegen die freien Radikale zu wehren wissen. Hier ist die Rede von den Antioxidantien (= Radikalfänger, „Rostschutzmittel"), welche die aggressiven Teilchen inaktivieren und damit die oxidative Belastung des Körpers senken können. Dank dieser „Bodyguards", zu denen beispielsweise die Vitamine C und E zählen, kann das Risiko für die zellzerstörenden Aktivitäten der freien Radikale gemindert werden. Eine besonders gute antioxidative Wirkung weisen die Polyphenole auf. Dabei kann gerade durch die Bioflavonoide die Schlagkraft der antioxidativ wirksamen Vitamine (Vitamine C und E) zusätzlich entscheidend – nämlich um Faktor 20 bis 50 verbessert werden. Das macht die Aroniabeeren besonders interessant, denn sie weisen ja neben den genannten Vitaminen auch eine hohe Konzentration an Bioflavonoiden z.B. in Form der Anthocyane oder auch der Proanthocyanidine sowie eine Vielzahl weiterer Polyphenole (z.B. Phenolsäuren) auf, die als hochpotente Radikalfänger fungieren. Damit können sie dem oxidativen Stress effizient entgegenwirken. Tatsächlich haben wissenschaftliche Studien gezeigt, dass der Aroniasaft hier weitaus effizienter ist als beispielsweise der rote Trauben-, Kirsch-, Johannisbeer-, Cranberry-, Brombeer- oder Heidelbeersaft. Die Aroniabeeren schlagen andere Obstsorten hier um Längen. So haben die blauschwarzen Beeren im Vergleich zur gleichen Menge an Erdbeeren oder Himbeeren eine achtmal so starke Kraft, freie Radikale in die Flucht zu schlagen.

Verglichen mit Äpfeln, liegen die Aroniabeeren sogar um den Faktor 80 vorne.

Studien belegen die gute Zellschutzwirkung der Aroniabeeren

Wie effektiv die Aroniabeeren die Zellen und vor allem das im Zellkern enthaltene Erbmaterial schützen, zeigte eine interessante Studie, die mit Personen im Alter von 20 bis etwa 40 Jahren durchgeführt wurde. Die Studienteilnehmer erhielten für den Zeitraum von 4 Wochen täglich ein Fruchtsaftgemisch aus Aroniasaft (und anderen roten Fruchtsäften). Vor Beginn und nach der Studie erfasste man das Ausmaß der durch freie Radikale hervorgerufenen Erbgutschäden im Urin der Teilnehmer. Im Ergebnis zeigte sich eine eindeutige Schutzwirkung durch den Konsum des aroniahaltigen Fruchtsaftgemisches: Der Anteil der Erbgutschäden fiel unter der Anwendung des Getränks deutlich geringer aus. Auch Untersuchungen mit sportlich aktiven Personen (Ruder-Ergometer) ergaben, dass das Trinken von Aroniasaft der durch die körperliche Aktivität bedingten Zunahme an freien Radikalen in den roten Blutkörperchen entgegen wirken kann. In Humanstudien konnte weiterhin belegt werden, dass unter der Anwendung von Aronia der Anteil an antioxidativ wirksamen Schutzmechanismen im Blut ansteigt. Hierzu gehören auch radikalfangende Enzyme (z.B. Superoxiddismutase) , die im Körper aktiv gegen freie Radikale vorgehen. Somit kann man insgesamt davon ausgehen, dass die Abwehr des Organismus gegen die aggressiven, kleinen Teilchen durch die Anwendung der Aronia gestärkt werden kann.

Fazit

Die Inhaltsstoffe der Aroniabeeren tragen zur Minderung des oxidativen Stresses bei und schützen die körpereigenen Zellen und Gewebe vor der Schadwirkung durch freie Radikale.

Aroniabeeren – Gesundheit für das Herz-Kreislauf-System

Bluthochdruck – der stumme Killer

In Deutschland sterben jährlich etwa 450 000 Menschen an den Folgen von Herzinfarkt und Schlaganfall. Damit stellen die Gefäßerkrankungen die häufigste Todesursache dar. Zu den Risikofaktoren, die Herz-Kreislauf-Erkrankungen verursachen können, zählen vor allem der Bluthochdruck, Fettstoffwechselstörungen, Rauchen, ein bestehender Diabetes mellitus und Übergewicht. Letztendlich begünstigen all diese Faktoren entzündliche Prozesse in unseren Blutgefäßen, die maßgeblich zu deren Schädigung beitragen.

Hierzulande leiden etwa 16 Millionen Menschen – also nahezu jeder Fünfte – an einem Bluthochdruck – bei älteren Menschen ist sogar jeder Zweite betroffen. Ein erhöhter Blutdruck (Hypertonie) gilt als „stummer Killer", der oft jahrelang besteht, bevor er entdeckt wird. Ein langfristig bestehender erhöhter Bluthochdruck kann einen Schlaganfall, einen Herzinfarkt oder eine Herzleistungsschwäche zur Folge haben. Auch Nieren oder die Augen können geschädigt werden. In den wenigsten Fällen (bis zu 5%) kann man eine Ursache für den

Bluthochdruck ausmachen. Allerdings tragen zunehmendes Alter, Übergewicht, Bewegungsmangel und Stress zu einem Bluthochdruck bei.

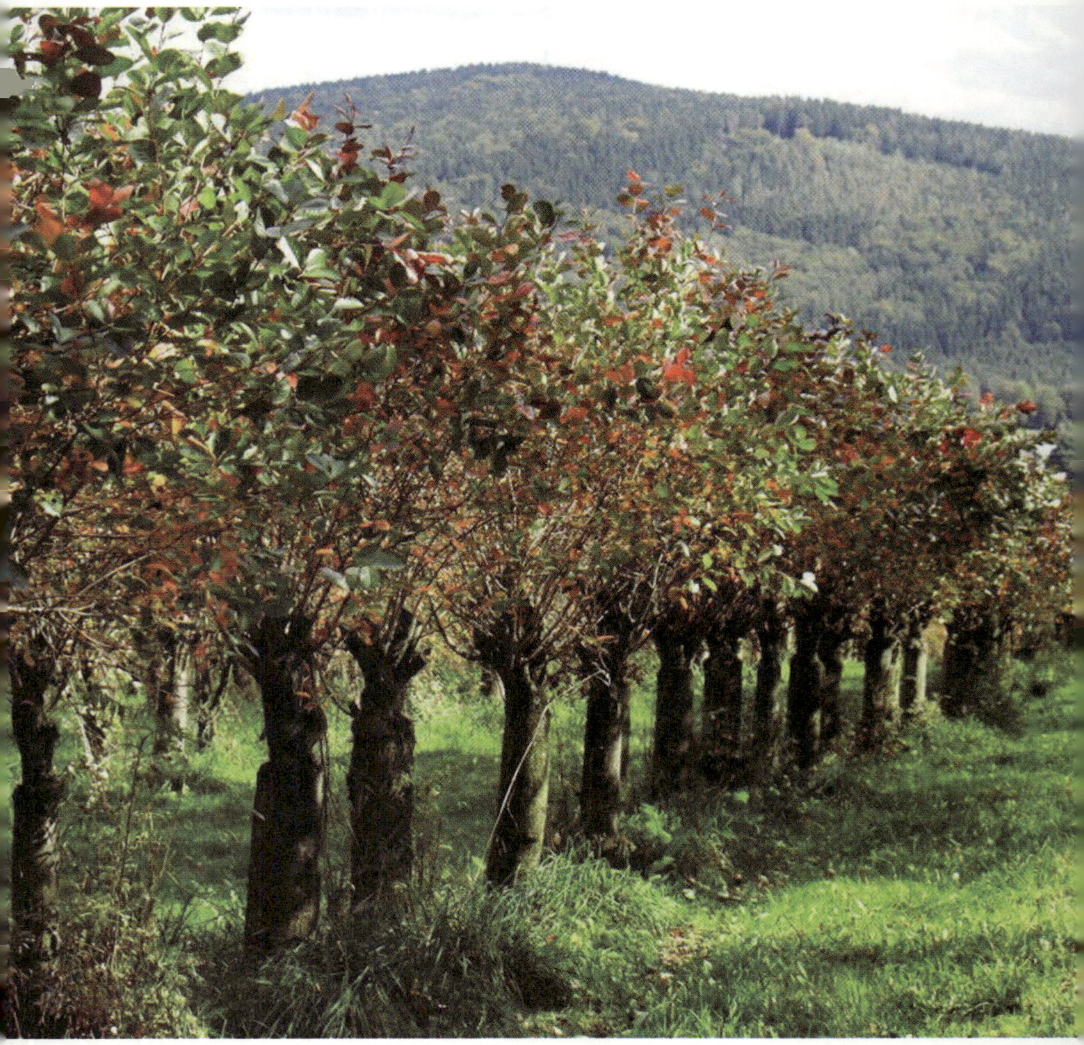

Das Drama um das Fett

Fette üben im Körper eine Reihe von wichtigen Funktionen aus. Wir benötigen Sie u. a. als Energiespeicher, mechanischen Puffer, Wärmeschutz und als Baustoff für unsere Zellwände. Dennoch ist ein übermäßiger Anteil an Körperfett mit Skepsis zu betrachten – vor allem wenn es sich um das riskante Fett in der Bauch/Eingeweide-Region handelt, denn dieses ist besonders stoffwechselaktiv und begünstigt entzündliche Prozesse im Körper.
Diese sind wiederum an der Entstehung von Herz-Kreislauf-Erkrankungen und anderen chronisch-degenerativen Krankheiten mit beteiligt. Hier muss man allerdings berücksichtigen, dass es „gute" Fette (z.B. Omega-3-Fettsäuren wie sie in Kaltwasserfisch vorkommen) und „schlechte" Fette (z.B. gesättigte Fette in Wurst, Fertigsoßen etc.) gibt. Desweiteren weiß man inzwischen, dass auch die Kohlenhydrate in diesem „Fettkrimi" eine wesentliche Rolle spielen. Sie können in Fett(säuren) umgewandelt werden und gelten als Dickmacher.

Zu den wichtigsten Nahrungsfetten zählen die Triglyzeride (Neutralfette) und das Cholesterin. Diese bilden auch die Hauptfraktion der Fette im Blut. Erhöhte Blutfettspiegel (besonders erhöhte Cholesterinwerte) werden als Risikofaktor für die Gefäße eingestuft. Man unterscheidet „schlechtes" (LDL-) von „gutem" (HDL-) Cholesterin. Das LDL-Cholesterin transportiert das Cholesterin von der Leber zu den Körpergeweben und ist an der Bildung der gefäßschädigenden Plaques mitbeteiligt, während das HDL-Cholesterin überschüssiges Cholesterin in den Blutgefäßen aufnimmt, es zur Leber zurück transportiert und die Gefahr der Cholesterinablagerungen damit reduziert. Daher ist neben der Erfassung des Gesamt-, LDL- und HDL-Cholesterinwertes auch das Verhältnis zwischen LDL- und HDL-Cholesterin von Interesse. Für den Anstieg der Blutfette können erbliche Einflüsse, Krankheiten (z.B. Leber-, Nieren-, Schilddrüsenerkrankungen, Diabetes mellitus), Medikamente (z.B. die Antibabypille, Entwässerungstabletten) aber auch Lebensstilfaktoren (z.B. Fehlernährung – zu zuckerreich, zuviel „falsche Fette", erhöhter Alkoholkonsum) verantwortlich sein.

Feuer in den Blutgefäßen

Bis vor wenigen Jahren war man der Meinung, dass die Gefäßinnenwände über einen mechanischen Reiz geschädigt werden und es nachfolgend, unter dem Einfluss von Blutfetten, zu einer Ansammlung von cholesterinhaltigen „Plaques" kommt, die sich an der Innenseite der Gefäßwände ablagern. Man nahm an, dass diese Plaques größer werden und die Blutbahn immer weiter verstopfen, bis es schließlich zum Supergau kommt und kein Blutfluss mehr möglich ist, was zu den fatalen Folgen Herzinfarkt oder Schlaganfall führen kann. Stattdessen liegen deutliche Hinweise dafür vor, dass die gefäßverändernde Atherosklerose (und damit auch deren Folgen wie Herzinfarkt oder Schlaganfall) von Anfang an auf entzündliche Prozesse zurück zu führen ist. Chronisch verlaufende Entzündungsreaktionen sind es auch, die in unseren Gefäßen einen Brand entfachen, der zu den gefürchteten Blutgerinnseln führen kann und damit für den Herz- und Hirntod die Hauptverantwortung trägt. Obgleich die komplizierten Vorgänge hierzu noch nicht vollstän-

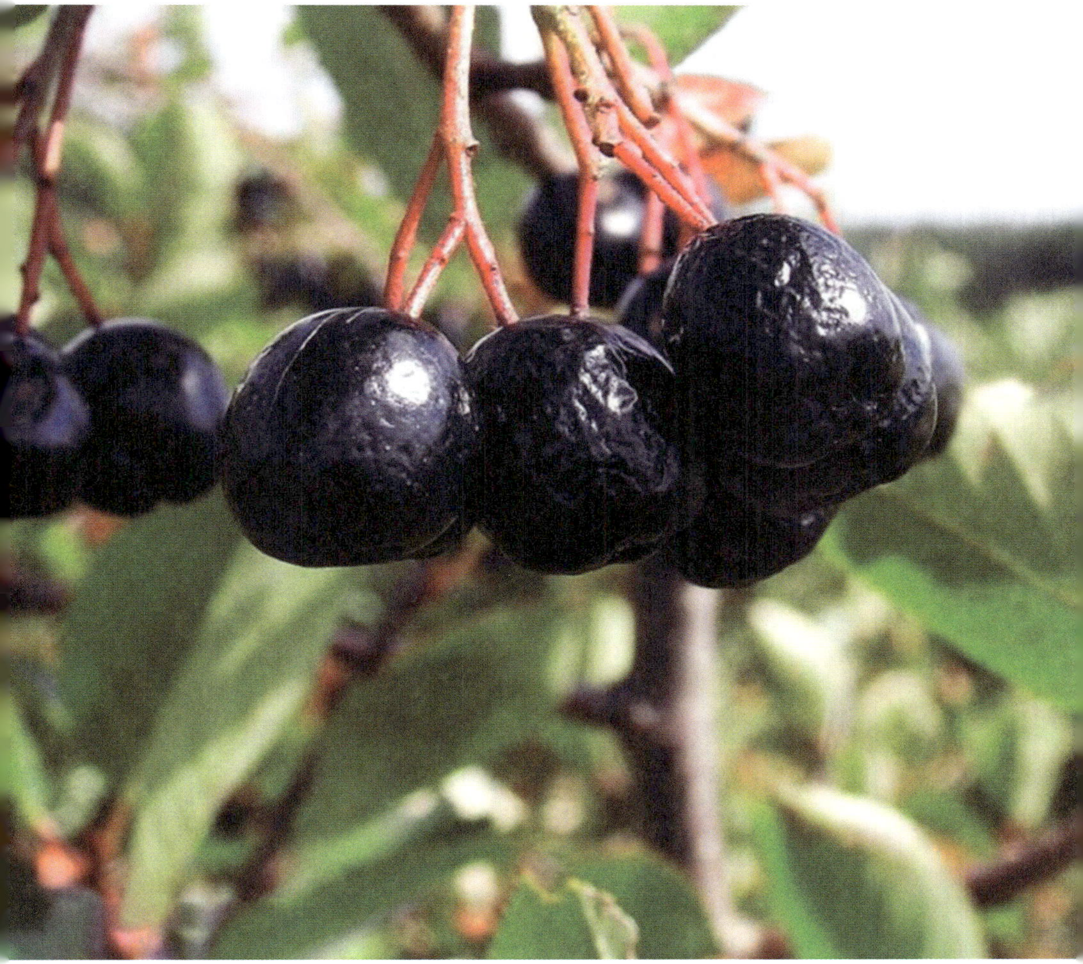

dig aufgeklärt sind, konkretisieren sich die Ereignisse, die das Entzündungsfeuer entfachen, welches jahrelang schleichend in den Blutbahnen toben und sich immer weiter ausbreiten kann. Die klassischen Herz-Kreislauf-Risikofaktoren wie z.B. Bluthochdruck, Übergewicht, (deutlich erhöhtes) Gesamt- bzw. LDL-Cholesterin, Diabetes mellitus, Rauchen und Bewegungsmangel scheinen, nach den aktuellen Erkenntnissen, eine entzündungsfördernde Wirkung zu besitzen. Damit schließt sich der Kreis der risikoerhöhenden Faktoren für die Entstehung von Herzinfarkt und Schlaganfall.

Feuermelder: Ein Eiweiß im Blut zeigt Entzündungen an

Tatsächlich lassen sich solche „Brände" im Blut nachweisen – über die Bestimmung des Markerproteins CRP (= C-reaktives Protein). Dieses wird bei entzündlichen Prozessen im Körper in der Leber gebildet und von dort an das Blut abgegeben. Möglicherweise entsteht dieses C-reaktive Protein (CRP) aber auch direkt an den „Brandherden" in den Gefäßen, das wird derzeit noch untersucht. In jedem Fall ist über dieses CRP inzwischen einiges an Fakten bekannt und die Bestimmung dieses Eiweißes wird zunehmend wichtiger (Tabelle 9).

So wird dieses „Alarmprotein" beispielsweise rasch (innerhalb von 24 Stunden) nach einer akuten Verletzung oder Infektion in großer Menge produziert. Der CRP-Wert kann in diesen Fällen um das bis zu 2 000-fache ansteigen! Das Eiweiß bindet dann eingedrungene Fremdstoffe und mobilisiert bestimmte „Abfangjäger" des Immunsystems, darunter die bereits erwähnten Fresszellen, die in das Wundgebiet geschickt werden und dort die Zelltrümmer und Keime vernichten sollen. Gleichzeitig werden von den bereits vorhandenen „Abwehrtruppen" entzündungsfördernde Signalstoffe freigesetzt, welche weitere „Soldaten" in das „Schlachtfeld" rufen – die Entzündung, die für die Reparatur und Heilung notwendig ist, nimmt ihren Lauf.

Tabelle 9 : Fakten zum Entzündungsprotein CRP (C-reaktives Protein)
■ „Alarmprotein" (Akut-Phase-Protein)
■ Rascher Anstieg nach Verletzungen, Infektionen, Operationen
■ Entzündungsmarker und Entzündungsförderer
■ Bestimmung ermöglicht bessere Risikoabschätzung für Gefäße
■ Erhöhter Wert steigert Herzinfarkt-, Schlaganfallrisiko und Gefahr für Diabetes mellitus Typ II

Natürlich ändern sich im Rahmen einer solchen Notsituation auch noch andere Kenngrößen des Blutes, z.B. steigt die Gesamtzahl der weißen Blutkörperchen (Leukozyten) an und die Blutkörperchensenkungsgeschwindigkeit (BKS) wird beschleunigt. Aber keiner der genannten Parameter reagiert so schnell auf die „Bedrohung" wie der CRP-Wert. Umgekehrt deutet ein Abfall dieses Markers auf eine beginnende Genesung hin. Daher ist die Konzentration dieses Proteins als Verlaufskontrolle von Entzündungen gut geeignet.

Aronia – für ein starkes Herz-Kreislauf-System

Die positive Wirkung der Aronia auf die Durchblutung wurde ja bereits vor mehr als 50 Jahren in der Volksheilkunde in der ehemaligen Sowjetunion beobachtet. Tatsächlich konnte eine Reihe neuerer Untersuchungen die günstigen Effekte auf die bekannten Herz-Kreislauf-Risikofaktoren und damit die gefäßschützende Wirkung der Beerenfrüchte bestätigen.
So wurde beispielsweise in vergleichenden Untersuchungen (mit

Tabelle 10: Diese positiven Wirkungen werden für die Aronia hinsichtlich der Gesunderhaltung des Herz-Kreislauf-Systems diskutiert
■ Antioxidative Wirksamkeit
■ Förderung der Durchblutung
■ Entzündungshemmende Wirkung
■ Gefäßweitstellung
■ Normalisierung des Bluthochdrucks
■ Positiver Einfluss auf den Fettstoffwechsel
■ Positiver Einfluss auf den Blutzuckerspiegel

Kontrollgruppe) festgestellt, dass der Aroniasaft zur Normalisierung des erhöhten Blutdrucks beiträgt und der Verklumpung der Blutplättchen (Thrombozyten) entgegen wirkt (Tabelle 10). Interessant ist in diesem Zusammenhang auch die antioxidative Wirkung der Aronia, denn als gefäßschädigender Risikofaktor gilt auch das durch freie Radikale oxidierte Cholesterin, welches an der gefürchteten Plaquebildung (Atherosklerose) in den Blutgefäßen mitbeteiligt ist. Dieser Oxidation wirkt die Aronia durch ihre Inhaltsstoffe (z.B. Polyphenole) effizient entgegen. Auch wurden in diesen Untersuchungen zur gefäßschützenden Wirksamkeit der Aronia entzündungshemmende Effekte deutlich. Da Entzündungen ganz entscheidend an der Atherosklerose und ihren Folgen wie Herzinfarkt oder Schlaganfall mitbeteiligt sind, ist auch diese Wirkung der Beeren von Bedeutung. Zum positiven Einfluss der Aronia bei Fettstoffwechselstörungen liegen ebenfalls Daten aus Tierversuchen und klinischen Humanstudien vor. So wurde beobachtet, dass sowohl das Gesamt-, als

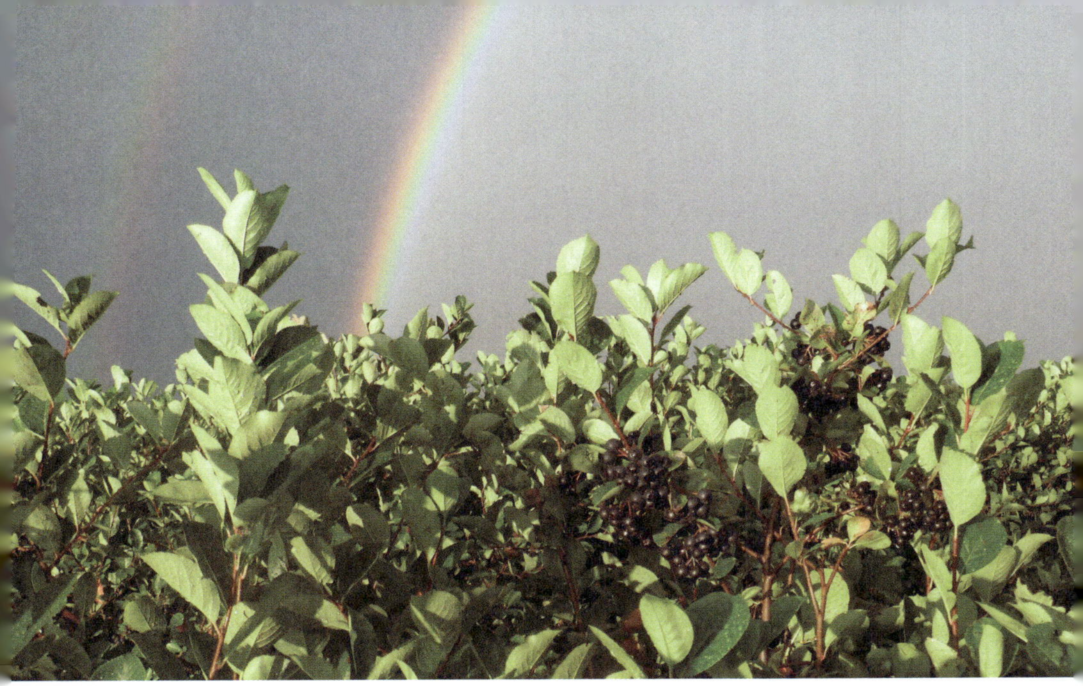

auch das LDL-Cholesterin und die Triglyzeridwerte, im Vergleich zum Beginn der Studie, deutlich gemindert wurden. Das „gute" Cholesterin (HDL) wurde hierbei nicht gesenkt, in einigen Studien konnte sogar ein Anstieg dieser Cholesterinfraktion gezeigt werden. Interessant ist das Ergebnis einer Doppelblindstudie mit Frauen und Männern, die einen Herzinfarkt überlebt hatten. Diese Hochrisikopatienten hatten für die Dauer von 6 Monaten ein cholesterinsenkendes Medikament angewandt. Die Hälfte der Studienteilnehmer erhielt für die Dauer von sechs Wochen täglich einen Aroniabeeren-Extrakt, die andere Hälfte Placebo. In der Aroniagruppe konnte eine deutliche Senkung der Blutdruckwerte beobachtet werden.

In diesem Zusammenhang ist auch die Wirkung des Aroniasaftes auf den Blutzuckerspiegel von Personen mit Diabetes mellitus Typ 2 von Bedeutung. Bei diesen wurde, im Rahmen einer Studie, u. a. der Blutglucosespiegel und der HbA1c-Wert während einer dreimonatigen Anwendung des Aroniasaftes untersucht. Es konnte nicht nur eine Verbesserung des Glukosestoffwechsels, sondern auch hier ein günstiger Einfluss auf den Fettstoffwechsel und einen bestehenden Bluthochdruck festgehalten werden.

Fazit

Aroniabeeren können eine Reihe gefäßschützender Wirkungen entfalten. Diese betreffen u.a. die Durchblutung, den (erhöhten) Blutdruck und den Fettstoffwechsel.

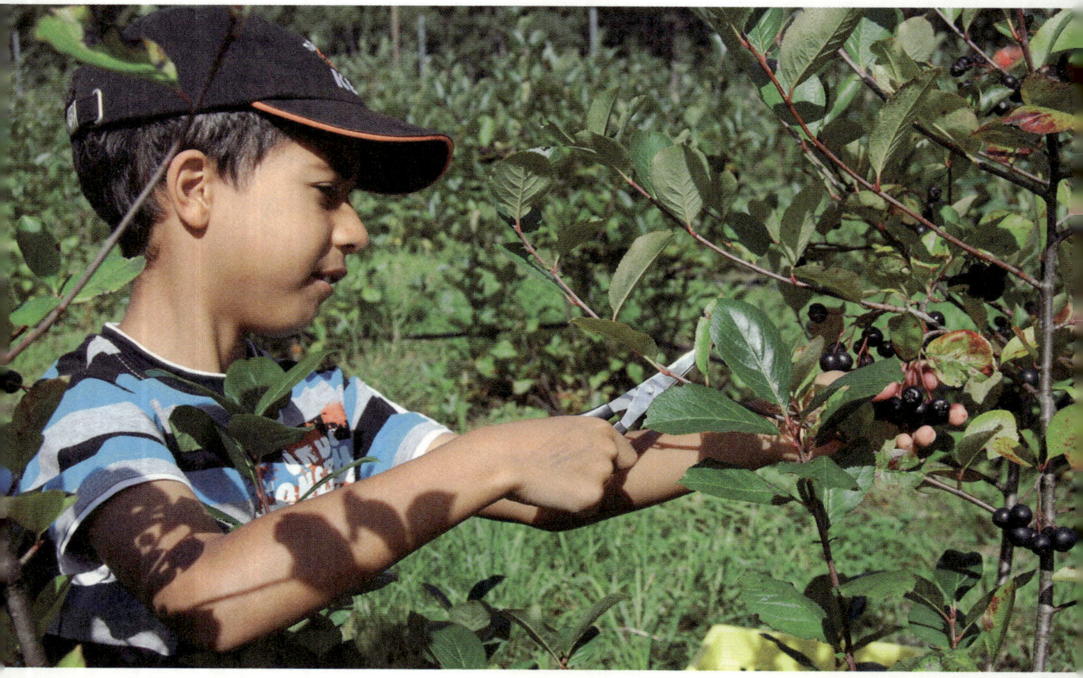

Aroniabeeren „powern“ das Immunsystem

Für unsere Gesundheit ist ein Heer von Verteidigern zuständig

Unser Immunsystem hat viel zu tun: In jeder Sekunde kämpfen Milliarden von Immunzellen im menschlichen Körper gegen Eindringlinge wie z.B. Bakterien und Schnupfen- oder Grippeviren. Dabei haben die Abwehrzellen auch noch eine weitere wichtige Aufgabe zu erfüllen, nämlich die der Tumorüberwachung. Außerdem sind die Immunreaktionen am Heilungsprozess von Wunden und an der Entsorgung zugrunde gegangener Zellen mit beteiligt.

Die Bewältigung dieser enormen Aufgaben erfolgt mit Hilfe eines komplizierten Netzwerkes aus Zellen, Geweben und Organen. Ganze Suchtrupps aus spezialisierten „Abwehrpolizisten“ durchstreifen ständig unser Blut um fremde Eindringlinge und Tumorzellen aufzuspüren und zu entmachten. Neben diesen Spezialisten sind aber auch noch eine Reihe von Organen in die Abwehrschlacht eingebunden. So laufen die Immunreaktionen in Zusammenarbeit mit dem Nervensystem, dem Magen-Darmtrakt, der Lunge, der Niere, dem Bindegewebe, der Haut, der Leber und der Drüsen ab. Somit können Schwachstellen dieser beteiligten Organe von Nachteil für die Schlagkraft des Immunsystems sein und umgekehrt.

Das Abwehrsystem muss immer auf der Hut sein, denn ständig kommt es im Körper zu Fehlern bei der Zellvermehrung und zur Entstehung von Krebszellen. Diese müssen von den Immunzellen und Reparaturmechanismen in ausreichendem

Maß erkannt und behoben bzw. bekämpft werden. Das ist für die Gesunderhaltung des Menschen von größter Bedeutung. Während aber unser Kontroll- und Reparatursystem in jungen Jahren hier noch gut funktioniert, wird es im Alter immer nachlässiger. Fehler, die bei der Zellneubildung auftreten, werden häufiger übersehen. Auch die Abwehrzellen werden müde. Die Fresszellen, die auf die Jagd nach Bakterien und Viren geschickt werden, werden träge und erledigen ihre Aufgabe nicht mehr so gut wie in jungen Jahren. Die Bildung von neuen Abwehrzellen und die Produktion von Immunbotenstoffen nimmt insgesamt ab – und das obwohl gerade der älter werdende Organismus ein besseres Überwachungssystem nötig hätte. Der Mensch wird mit zunehmendem Alter somit anfälliger für Infekte und ernste Erkrankungen wie beispielsweise Krebs.

Verbesserte Schlagkraft: mehr Immunpower durch Aroniabeeren

Nach getaner Arbeit gehen in unserem Körper ständig Immunzellen zugrunde und neue Zellen müssen gebildet und für die Abwehr trainiert werden. Grundlegend ist diese Zellneubildung an die ausreichende Versorgung mit Nährstoffen (z.B. Eiweiß) und Vitalstoffen (z.B. B-Vitamine) geknüpft. Daher ist die regelmäßige Aufnahme dieser für die Zellteilung erforderlichen Substanzen von enormer Bedeutung für ein gut funktionierendes Abwehrsystem.

Zusätzlich kann man das Immunsystem auch mit einer Extraportion an Vitalstoffen unterstützen und die Waffen der Abwehrtruppen schärfen. So stärken vor allem Vitamin C und Polyphenole die Abwehrkraft und sorgen dafür, dass wir für Krankheitserreger weniger anfällig sind. Dabei ergänzen sich Vitamin C und die Polyphenole in hervorragender Weise. Hat uns ein Virusinfekt erwischt, so verbraucht sich das im Körper vorhandene Vitamin C in kürzester Zeit. In den weißen Blutkörperchen kann die Konzentration an diesem abwehrstärkenden Stoff innerhalb von wenigen Stunden drastisch absinken. Das Vitamin wird für die Abtötung von Bakterien und Viren benötigt und ist auch an der Herstellung von Abwehrstoffen beteiligt. Hier ist schnellstmöglich Nachschub gefragt, denn der Körper hat im Verlauf der Evolution seine Fähigkeit selbst Vitamin C herzustellen eingebüßt und ist auf die Zufuhr von außen angewiesen. Unterbleibt diese Aufnahme kann die Schlagkraft der Abwehrzellen leiden und die Krankheitserreger haben dann leichtes Spiel. Die Aroniabeeren können daher unser Immunsystem wirkungsvoll unterstützen und die Schlagkraft der Abwehrzellen verbessern.

Einen erhöhten Bedarf an Vitamin C und bioaktiven Pflanzeninhaltsstoffen haben vor allem Stressgeplagte und Personen mit chronischen Erkrankungen (z.B. Diabetes mellitus), denn in diesem Fall ist es mit der körpereigenen Immunantwort nicht unbedingt zum Besten bestellt! Auch die Raucher benötigen das Supervitamin – der Bedarf eines Rauchers liegt etwa doppelt so hoch wie der eines Nichtrauchers, denn das Vitamin C wird bei ihm, im Zuge der Entgiftung vermehrt benötigt. Raucher haben üblicherweise wesentlich weniger Vitamin C im Blut als Nichtraucher, was das Krankheitsrisiko zusätzlich erhöhen kann.

Ganz gleich ob wir einem Infekt vorbeugen möchten oder unsere Abwehrzellen im bereits bestehenden Krankheitsfall auf Vordermann bringen möchten: Der Aroniabeerensaft versorgt uns mit abwehrstärkenden Powerstoffen, die dem Körper im Kampf gegen Krankheitserreger zur Seite stehen und ihn bei dieser wichtigen Funktion wirkungsvoll unterstützen. In einer Untersuchung mit an Brustkrebs erkrankten und bestrahlten Frauen hat sich gezeigt, dass durch die tägliche Anwendung von Aroniabeerenkonzentrat die Anzahl an wichtigen Abwehrzellen im Vergleich zur Kontrollgruppe deutlich erhöht wird.

Fazit

In der heutigen Zeit ist das Immunsystem stark gefordert: Abwehrschwächen oder die weit verbreiteten Allergien sind die Begleiterscheinungen bzw. Folgen einer überforderten körpereigenen Immunabwehr. Das in Aroniabeeren natürlich vorkommende Vitamin C ist zusammen mit den dort vorhandenen Polyphenolen eine gute Kombination für mehr Immunpower.

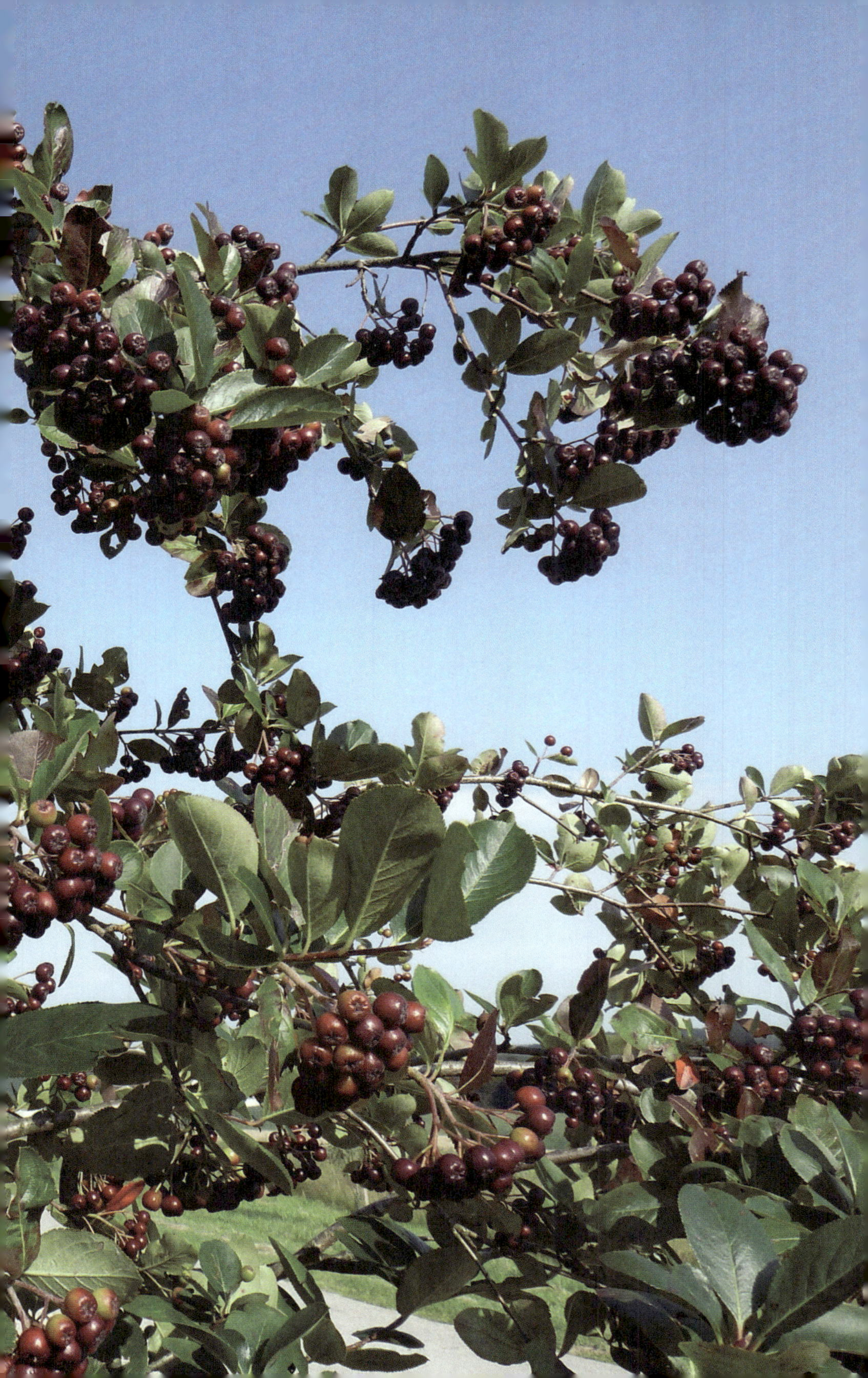

Aronia und Krebserkrankungen

Krebs – noch immer das Schreckgespenst unter den Krankheiten

In Deutschland ist Krebs die zweithäufigste Todesursache – Tendenz steigend. Gemäß dem Bericht der Weltgesundheitsorganisation (WHO) wird die Häufigkeit an Krebserkrankungen in den kommenden Jahrzehnten drastisch ansteigen und künftig zur Todesursache Nummer 1 werden. Derzeit gibt es, nach den Angaben des Robert-Koch-Institutes, jährlich etwa 430 000 Neuerkrankungen, wobei das Erkrankungsrisiko bei Frauen und Männern unterschiedlich ist. Dieses liegt bei Frauen bei 38% und bei Männern bei 47%. Am häufigsten ist bei den Männern der Lungenkrebs, gefolgt vom Darm- und Prostatakrebs während bei den Frauen der Brustkrebs die häufigste und der Darmkrebs die zweithäufigste Tumorerkrankung darstellt. An dritter Stelle steht bei den Frauen der Lungenkrebs, da immer mehr von ihnen zum Glimmstängel greifen. Trotz aller Fortschritte, die im Zuge der Forschungsmaßnahmen in der Früherkennung und Therapie von Krebserkrankungen in den vergangenen Jahrzehnten stattgefunden haben, ist das Krankheitsbild noch immer geprägt von körperlichen und seelischen Belastungen, teilweise drastisch ausgeprägten Begleiterscheinungen und schließlich auch durch das erhöhte Sterberisiko. Daher ist es nicht verwunderlich, dass die Diagnose Krebs die Betroffenen zunächst häufig in einen Schockzustand und/oder in tiefe Verzweiflung stürzt. Neben den Früherkennungsmaßnahmen, die allgemein immer noch viel zu selten in Anspruch genommen werden, ist vor allem ein gesunder Lebensstil

(Ernährung, Bewegung, Vermeidung von Übergewicht und maßvoller Umgang mit Genussmitteln) für die Vorbeugung vor dieser Erkrankung von Bedeutung.

Mindestens jeder fünfte Krebsfall wäre vermeidbar!

Nur etwa 5 bis 10% der Krebserkrankungen sind erblich bedingt! Schätzungen zu Folge sind 90% der Krebserkrankungen das Ergebnis von Umweltgiften und einer ungesunden Lebensweise. Nach den Daten des Weltkrebsforschungsfonds (World Cancer Research Fund International WCRF) könnten durch die richtige Ernährung in Deutschland jährlich mehr als 130 000 Krebsfälle verhindert werden. Die Fälle einiger Krebsarten wie z.B. Brust-, Mundhöhlen-, Rachen- und Nierenkrebs oder auch Bauchspeicheldrüsenkrebs ließen sich, unter dem Einfluss eines gesunden Lebensstils, vor allem hinsichtlich des Ernährungsverhaltens, gemäß den Aussagen des WCRF um etwa 30% senken. Beim Magen- und Darmkrebs ist hier sogar von etwa 60% die Rede! Der Einfluss der Ernährung auf die Krebsentstehung scheint tatsächlich von großer Bedeutung zu sein, wenngleich das nicht für alle Tumorarten gilt. Einwanderer, die ihre Ernährungs- und Lebensgewohnheiten dem neuen Land anpassen, sind auch bei den dort vorherrschenden Krebsarten mit dabei. Beispielsweise ist Magenkrebs in Japan sehr viel häufiger als in den USA, während bösartige Tumore an Dickdarm, Brust und Prostata dort seltener vorkommen. Wenn jedoch Japaner in die USA einwandern, verlieren sich diese Unterschiede innerhalb von ein oder zwei Generationen, was man in erster Linie auf die veränderten Essgewohnheiten zurückführt.

Krebsfördernde und krebshemmende Lebensmittel

Zu den Nahrungsmitteln, die den Krebs begünstigen können, zählen beispielsweise gesalzene und gepökelte Lebensmittel (in Salz eingelegtes Fleisch oder Wurstwaren) die das Magenkrebsrisiko erhöhen (Tabelle 11). Die gesättigten, falschen Fette (z.B. in Wurst, Käse, Bratfett, Soßen etc.) lassen die Gefahr für Darm-, Brust-, Gebärmutter- und Prostatakrebs ansteigen. Wird das Fleisch gebraten oder gegrillt kann es für den Darm, aber auch für den Magen, zusätzlich gefährlich werden, denn beim Rösten von Fleisch entstehen krebserregende Benzpyrene. Überhaupt wären wir besser beraten, uns mehr der Pflanzenkost zuzuwenden und Fleisch (wichtig für Zink- und Selenversorgung) nur in Maßen zu genießen. Denn die pflanzliche Nahrung enthält viele schützende Stoffe wie beispielsweise Antioxidantien und andere Pflanzeninhaltsstoffe, die wie bereits im Eingangskapitel erwähnt, einen wertvollen Beitrag zum Schutz vor Krebserkrankungen leisten können. Betrachtet man alle Studien (etwa 200), die bislang zur Aufklärung des Einflusses von Obst und Gemüse auf die Krebshäufigkeit vorliegen, so lässt sich feststellen, dass der pflanzlichen Nahrung in über 80% der Untersuchungen eine krebsschützende Wirkung zugewiesen wird. Nach einer italienischen Studie haben diejenigen, die eifrig grünes Gemüse, Karotten und frische Früchte essen, ein um 50% bis 80% vermindertes Risiko, an Krebs zu erkranken.

Die Auswertung einer japanischen Untersuchung mit etwa 260 000 Personen, deren Essgewohnheiten über einen Zeitraum von 17 Jahren unter die Lupe genommen wurden, ergab, dass die „Grünzeug-Esser“ weitaus länger (um zehn bis 15

Jahre) leben, als die Verächter der Pflanzenkost. Sogar die Raucher und Alkoholkonsumenten sind wohl mit der Pflanzenkost besser gestellt, als ohne – das Auftreten von Krebs und Herzerkrankungen liegt bei ihnen 30% unter der Rate derjenigen, die rauchen, Alkohol trinken und wenig Obst und Gemüse verzehren. Die vor Kurzem veröffentlichten Daten der großangelegten EPIC-Studie, an der etwa 480 000 Frauen und Männer teilgenommen hatten, zeitigte folgendes Ergebnis: Obst und Gemüse hat einen deutlich ausgeprägten (überzeugenden) Schutzeffekt gegen Tumore in Mund, Lunge und Darm. Bei anderen Krebs-

Tabelle 11: Nahrungsmittel, die Krebserkrankungen fördern und Nahrungsmittel, die vor Krebs schützen können (Beispiele)

Nahrungsmittel	Krebserkrankungen
Risikoerhöhung durch:	**Gehäuftes Auftreten bei folgenden Organen:**
Gesalzene und gepökelte Lebensmittel	Magen
Fett	Darm, Brust, Gebärmutter, Prostata
Fleisch	Darm, Brust, Prostata, Niere, Bauchspeicheldrüse
Braten, Grillen	Darm, Magen
Milch, Milchprodukte	Prostata, Niere
Risikosenkung durch:	**Weniger Krebs bei folgenden Organen:**
Obst und Gemüse	Mundhöhle, Speiseröhre, Lunge, Darm Bauchspeicheldrüse, Brust, Blase
Vollkorngetreide	Brust, Magen
Hülsenfrüchte	Brust, Prostata, Darm

arten wie z.B. Brust-, Bauchspeicheldrüsen- oder Blasenkrebs gilt dieser Zusammenhang als „wahrscheinlich", für weitere Tumorarten z.B. Gebärmutter-, Prostata- oder Schilddrüsenkrebs als „möglich". Es wird davon ausgegangen, dass die nichtspezifische Schutzwirkung bei den zuletzt genannten Tumorarten damit zusammenhängen kann, dass Obst nicht gleich Obst und Gemüse auch nicht gleich Gemüse ist, sondern bestimmte Inhaltsstoffe der pflanzlichen Nahrung für deren Schutzwirkung ausschlaggebend sein können. Hier kommen erneut die Antioxidantien und die bioaktiven Pflanzeninhaltsstoffe (vor allem die Polyphenole) ins Spiel.

Aronia und Schutz vor Krebserkrankungen

Wie bereits erwähnt, sind Lebensmittel, die reich sind an Polyphenolen, in Bezug auf eine krebshemmende Kost besonders interessant, denn sie machen den Tumorzellen das Leben schwer. Eine polyphenolreiche Kost gilt als präventiv – und diese bioaktiven Pflanzeninhaltsstoffe kommen ja in den Aroniabeeren in großen Mengen vor. Für Aroniabeeren wurde eine antimutagene Wirkung nachgewiesen, d.h. die Beereninhaltsstoffe schützen das Erbgut vor Veränderungen wie sie z.B. durch UV-Strahlung oder Gifte ausgelöst werden können. Solche Mutationen können die Entartung der Zellen und damit Krebserkrankungen begünstigen. Daher ist der Schutz vor diesen Vorgängen in der Zelle von wesentlicher Bedeutung für die Gesunderhaltung des Organismus. Weiterhin können die blauschwarzen Früchte offensichtlich auch die Genexpression (genetische Information) von Körperzellen positiv beeinflussen.

Das wurde in diversen Labortests nachgewiesen. Interessante In-vitro- und tierexperimentelle Studien haben gezeigt, dass Aroniabeerenextrakt z.B. das Wachstum von Darmkrebszellen hemmen kann. Auch die Apoptose (programmierter Zelltod) von Tumorzellen kann durch diese Früchte begünstigt werden. Sicherlich kommt die positive Wirkung der Aroniabeeren in Bezug auf Vorbeugung vor Krebserkrankungen auch durch die antioxidativ wirksamen und die entzündungshemmenden Effekte der Früchte zum Tragen, denn sowohl die übermäßige Belastung mit freien Radikalen als auch entzündliche Prozesse

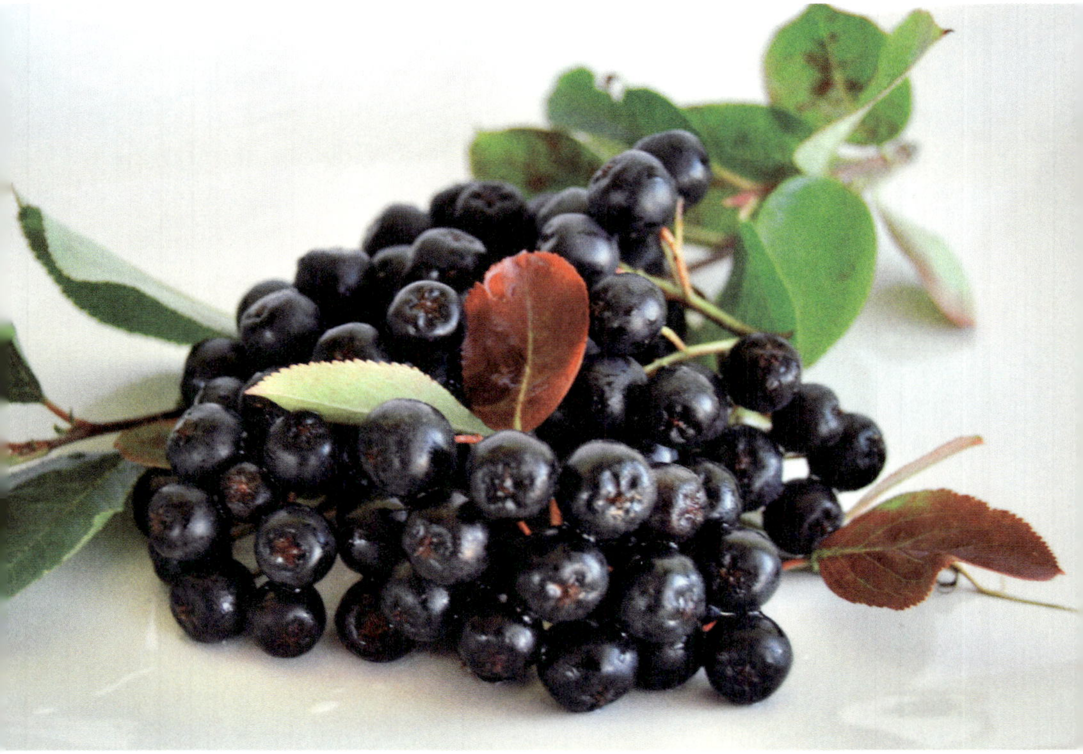

werden für die Entstehung von Krebserkrankungen mitverantwortlich gemacht. Und schließlich machen ja auch die Immunzellen bei diesen Vorgängen ihren positven Einfluss geltend.

Röntgenstrahlen – Schutz durch Aronia

Viele Krebspatienten müssen sich im Rahmen ihrer Behandlung einer Bestrahlung unterziehen. Ziel ist es hierbei (wie bei der Chemotherapie auch), die verbleibenden Tumorzellen durch die ionisierenden Strahlen abzutöten. Obgleich sich die Technik weiterentwickelt hat und eine nahezu punktgenaue Bestrahlung eines Tumors inzwischen möglich geworden ist, besteht noch immer die Gefahr der Schädigung gesunder umgebender Körperzellen. Zudem müssen die Gamma- oder Röntgenstrahlen zumeist ja auch gesundes Gewebe durchdringen, um dann im Körperinneren am befallenen Organ wirken zu können. Gesunde Zellen haben gegenüber den Krebszellen den Vorteil, dass sie am Erbgut entstehende Strahlenschäden besser reparieren können, während die Tumorzellen in der Regel sehr viel strahlungsempfindlicher und reparaturunfähiger sind und somit leichter absterben. Trotzdem schwingt für die gesunden Zellen immer auch das Risiko der strahlungsbedingten Schädigung und Veränderung mit. Und schließlich wird in Deutschland – auch ohne eine bestehende Krebserkrankung – sehr viel geröntgt. Man denke nur an die Mammografie-Reihenuntersuchungen. In diesem Zusammenhang ist die Schutzwirkung der Aronia vor Strahlen interessant. Röntgenstrahlung verursacht u. a. einen erhöhten oxidativen Stress. Tierexperimentelle Studien zeigen, dass die Einnahme von

Aronia die strahlungsbedingte Freisetzung von freien Radikalen und die Oxidation von Fetten und anderen Biomolekülen mindern kann. Die Überlebensfähigkeit bestrahlter Tiere, denen Aronia verabreicht worden war, war im Vergleich zur Kontrollgruppe deutlich erhöht. Ein Problem der Anwendung von Chemo- und Strahlentherapien sind häufig auch die damit einhergehenden Blutbildveränderungen, Blutarmut und die Abnahme bestimmter Blutbestandteile (z.B. weiße Blutkörperchen). Inzwischen liegt auch eine Humanstudie mit an Brustkrebs erkrankten Frauen vor. Dabei wurde der Einfluss eines oral angewendeten Aroniabeerenextraktes auf die Immunparameter der Patientinnen während der Bestrahlung untersucht. Im Vergleich zur Kontrollgruppe fiel bei den Aroniaanwenderinnen die Anzahl bestimmter Gruppen von weißen Blutkörperchen (Lymphozyten) deutlich höher aus.

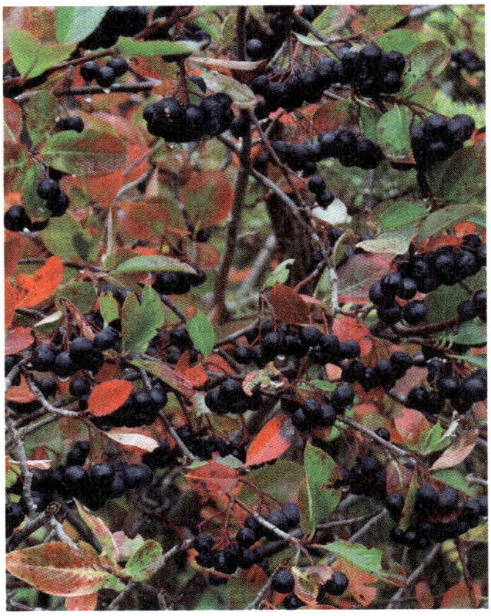

Fazit

Aroniabeeren können den Körper im Rahmen der Tumorüberwachung wirkungsvoll unterstützen. Möglicherweise können die Früchte auch einen Beitrag zum Schutz vor Schädigungen durch Röntgenstrahlung liefern.

Aroniabeeren als Kraftspender bei Stress und Burnout

Falsche Reaktion: Den Stress aussitzen

Unsere heutige Zeit ist vielfach geprägt von Leistungsdruck, Zeitnot und negativem Stress (Distress). Dabei können wir uns vielen Stressauslösern kaum mehr entziehen, denn wir werden von dieser Leistungsgesellschaft, in der wir leben, allgemein mitbestimmt.

Für unsere Vorfahren im Steinzeitalter bedeutete Stress eine Anpassungsreaktion, die für das Überleben notwendig war. Der Körper wurde – zum Beispiel bei Konfrontation mit einem wilden Tier – durch eine Veränderung der Stoffwechselreaktionen für den Kampf bzw. die Flucht vorbereitet. In der heutigen Zeit läuft der Anspannung kaum mehr jemand davon – wir greifen weder an noch schlagen wir uns in die Flucht – wir sitzen den Stress aus. Dabei reagiert der Körper auch in der heutigen Zeit noch wie zu Beginn der Menschheit: Stresshormone werden vermehrt freigesetzt. Die Herzaktivität nimmt zu, das Herz pumpt schneller und stärker, um vor allem die Muskeln mit mehr Sauerstoff und Nährstoffen zu versorgen, und der Blutdruck steigt an.

Statt den Stress durch Bewegung abzubauen, greifen viele Menschen in einer solchen Situation z.B. zur Zigarette, zum Kaffee oder zur Schokolade. Es gibt Stress-Esser, die sich bei Anspannung vermehrt der Nahrung zuwenden oder solche die bei Belastungen keinen Bissen herunter bekommen. Letztendlich stellen diese Folgereaktionen von Stress allerdings keine adäquaten Anpassungsreaktionen dar und ersetzen nicht den Stressabbau durch körperliche Aktivität oder Entspannungsmaßnahmen.

Als besonders problematisch hat sich gerade in den vergangenen Jahren das Burnout-Syndrom gezeigt. Dieses körperliche und seelische Ausgebranntsein kommt häufig durch einen langanhaltenden Leistungsdruck und stressigen Arbeitsalltag zustande und geht mit einer totalen Erschöpfung einher. Vielfach müssen die Betroffenen mit langen Genesungszeiten rechnen und sind während dieser Zeit weder beruflich noch privat wirklich beanspruchbar.

Dauerhafter Stress kann krank machen

Wer ständig Belastungen ausgesetzt ist, mutet seinen Blutgefäßen und dem Herz-Kreislauf-System einiges zu: der Blutdruck steigt an und die Belastung für das Herz nimmt zu. Um die körperlichen Reserven zu schonen, werden aber andere Vorgänge drastisch zurückgefahren. So wird beispielsweise die Aktivität unseres Immunsystems gedrosselt, wodurch die Infektgefahr steigt. Auch das Verdauungssystem leidet, um die hierfür erforderliche Energie einzusparen. In der Folge können sich Verdauungsstörungen (z.B. Magengeschwüre, Durchfall, Verstopfung) einstellen. Das beanspruchte „Nervenkostüm" kann mit Gereiztheit, Konzentrations- und Schlafstörungen, Kopfschmerzen und Migräne reagieren. Auch die Sexualfunktion kann beeinträchtigt sein, was sich besonders beim „starken" Geschlecht – den Männern – bemerkbar machen kann.

Wer vielen Belastungen ausgesetzt ist, altert schneller, denn Stress legt die körpereigene Produktion an vitalitätserhaltenden Hormonen lahm. Diese Antiaging-Hormone werden im Zuge des Älterwerdens im Körper in geringerem Umfang hergestellt und unter dem Einfluss von negativem Stress wird die Bereitstellung zusätzlich gedrosselt. Wer gesund und vital bleiben möchte, sollte versuchen Stress zu meiden bzw. durch geeignete Maßnahmen wie etwa Yoga abzubauen.

Stress und Leistungsdruck rauben Vitalstoffe

Wer Belastungen ausgesetzt ist benötigt eine Extraportion Vitalstoffe, denn diese werden bei Stress in vermehrtem Maße benötigt. So verbraucht der Körper beispielsweise für die Bereitstellung von Stresshormonen eine gehörige Portion an Vitamin C. Damit ein Defizit in den körpereigenen Geweben an diesem wichtigen Schutzstoff vermieden werden kann, ist rechtzeitiger Nachschub nötig. Schließlich kann mit dem immunstimulierenden Vitalstoff auch der stressbedingten Abwehrschwäche entgegen gewirkt werden.

Wenn die Anspannung groß ist, liegen die Nerven blank. Hier sind die nervenstärkenden B-Vitamine (z.B. Vitamin B1, B6, Folsäure, Niacin) gefragt. Diese sind für die Bereitstellung wichtiger Nervenbotenstoffe unersetzlich und sorgen für eine reibungslose Weitergabe von Informationen im Gehirn. Zudem werden sie benötigt für die Energiegewinnung – und diese muss besonders unter Leistungsdruck sicher gestellt sein. Wer mit diesen Nervenvitaminen unterversorgt ist, der neigt zur vermehrten Nervosität, Konzentrationsschwäche und Leistungsabfall, wodurch sich die Stressphänomene noch zusätzlich verstärken können.

Unter Stress nimmt leider auch die Belastung mit schädlichen freien Radikalen zu und damit steigt der Bedarf an Antioxidantien wie z.B. Vitamin C oder Polyphenolen. Daher ist auch die Zufuhr an diesen Vitalstoffen bei Belastungssituationen empfehlenswert.

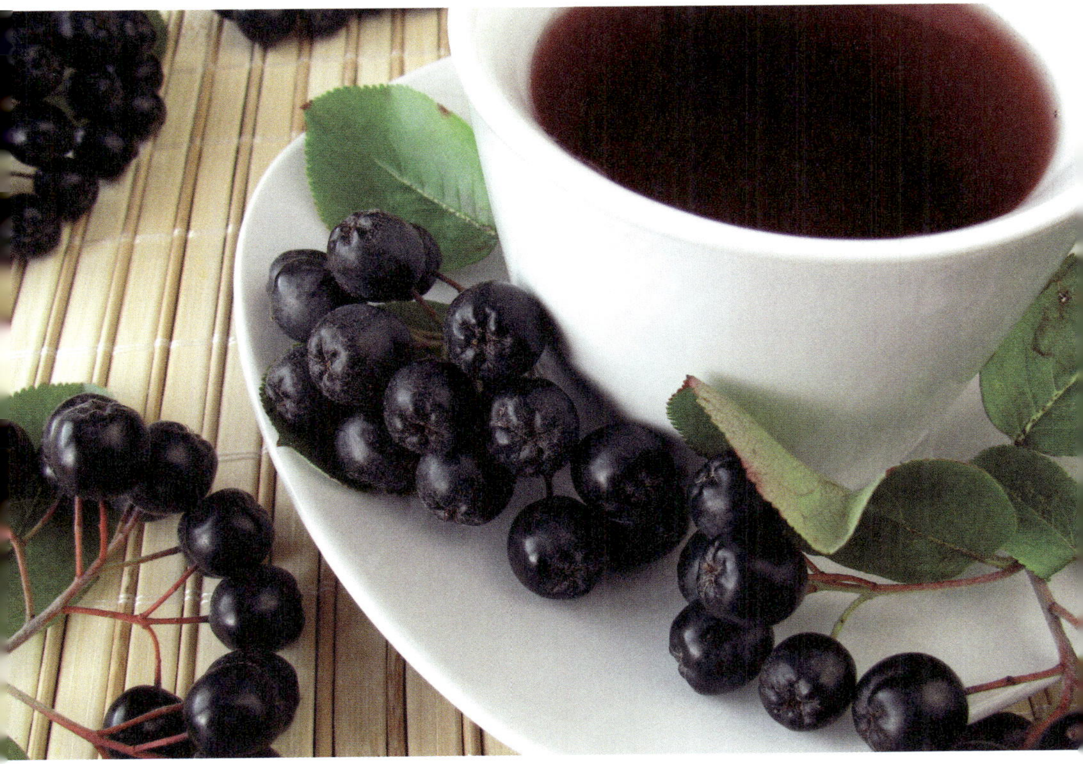

Kraftspender Aronia – bei den Indianern bekannt und beliebt

Die Aroniabeeren liefern eine Reihe von Powerstoffen (z.B. B-Vitamine, Vitamin C) , die dabei helfen können den „leeren Akku“ wieder aufzufüllen. Das wussten offensichtlich schon die Ureinwohner Nordamerikas, die aus getrockneten Aroniabeeren, Dörrfleisch und Fett eine Art Kraftriegel herstellten. Dieser lieferte den Menschen dort, dank seines hohen Nährstoffgehaltes eine Extraportion Power, die sie in Zeiten von Not oder auf Wanderungen gut gebrauchen konnten.

Auch in der heutigen Zeit können die Aroniabeeren bei Stress und Belastungen einen wertvollen Beitrag leisten. Die blauvioletten Früchte versorgen uns mit einer Extraportion Vitamin C und mit Polyphenolen. Beide Schutzstoffe haben in Kombination eine besonders schlagkräftige, synergistische Wirkung, die weit mehr bietet als Vitamin C alleine zu leisten vermag. Sowohl der stressinduzierten Radikalbelastung als auch dem durch Leistungsdruck und Stress hervorgerufenen „Vitamin C-Leck“ kann mit Hilfe der Aroniabeeren effizient entgegen gewirkt werden.

Fazit

Lang anhaltender Stress und dauerhafte Belastungen drosseln die körpereigene Abwehr und erhöhen damit das Risiko für Erkrankungen. Von Nachteil kann auch eine unzureichende Zufuhr an Vitalstoffen sein, denn diese werden bei ständigem Stress besonders benötigt. Aroniabeeren können hier eine kräftigende Wirkung ausüben.

Aronia und Diabetes mellitus

Eine Krankheit, die im Kommen ist

Die Zuckerkrankheit (Diabetes mellitus) ist durch anhaltend hohe Blutzuckerwerte gekennzeichnet, die durch eine nicht ausreichende Insulinproduktion oder fehlende Wirksamkeit des Insulins verursacht werden. Infolge dessen kann der Zucker nicht mehr in genügendem Maß in die Zellen geschafft werden und verbleibt zunehmend im Blut bzw. wird mit dem Urin vermehrt ausgeschieden. Etwa 6,5 Millionen Menschen sind von dieser chronisch-degenerativen Erkrankung betroffen. Man geht allerdings von einer sehr hohen Dunkelziffer aus, die darauf beruht, dass bei den Betroffenen die Krankheit noch keine Symptome zeigt bzw. noch nicht erfasst worden ist. In den nächsten zehn Jahren wird mit einer deutlichen Zunahme an Krankheitsfällen (um etwa 50%) gerechnet werden müssen, die in erster Linie auf die zunehmende Überalterung der Bevölkerung zurück zu führen ist. Rund 90% der Betroffenen leiden am Diabetes Typ 2 (auch Altersdiabetes genannt), der durch Übergewicht, Bewegungsmangel und Fehlernährung begünstigt wird. Allerdings spielen auch die Erbfaktoren eine Rolle. Kinder von Menschen, die an dieser Diabetesform erkrankt sind, haben ein Risiko von 50% im Verlauf ihres Lebens selbst die Krankheit zu entwickeln. Allerdings nimmt in Deutschland auch der Diabetes Typ 1 zu, der beispielsweise bevorzugt bei Kindern und Jugendlichen auftritt. Im Zuge dieser Autoimmunerkrankung richtet sich das Immunsystem (aus bislang ungeklärten Gründen) gegen die insulinproduzierenden Zellen in der Bauchspeicheldrüse und zerstört diese. Die Betroffenen sind zwingend auf die Insulingabe von außen angewiesen, um den im Blut anflutenden Zucker in die energiebedürftigen Zellen zu schaffen.

Hier gibt es viele problematische Nebenschauplätze

Wer unter Diabetes mellitus leidet, der ist – vor allem mit zunehmender Krankheitsdauer – häufig von Begleiterscheinungen betroffen. Im Zuge des veränderten Stoffwechsels kommt es u. a. zur „Verzuckerung" der Bluteiweiße, was maßgeblich zu den Durchblutungsstörungen und den gefürchteten Spätkomplikationen z.B. an den Gefäßen beiträgt. Diabetiker haben aber auch ein deutlich erhöhtes Herz-Kreislauf-Risiko: 4 von 5 Betroffenen sterben an Herzinfarkt oder Schlaganfall. Treffen mehrere Herz-Kreislauf-Risikofaktoren zusammen, wie z.B. Diabetes, Bluthochdruck und/oder Übergewicht, so spricht man auch vom metabolischen Syndrom (Wohlstandssyndrom), welches besonders häufig beim Diabetiker auftritt. Diabetes ist auch die Hauptursache für eine Nierenersatztherapie: die Anzahl dialysepflichtiger Diabetiker in Deutschland erhöht sich jährlich um 9 000 Personen. Die Krankheit ist zudem die häufigste Ursache für Neuerblindungen: pro Jahr verlieren 7 000 Diabetiker ihr Augenlicht. Auch die Nerven können durch die Zuckerkrankheit zunehmend geschädigt werden, was sich beispielsweise auch in schmerzhaften Zuständen an Armen und Beinen äußern kann. Menschen mit Diabetes haben, im Vergleich zu Stoffwechselgesunden, ein um 15 bis 40 mal erhöhtes Risiko für eine Amputation der Beine.

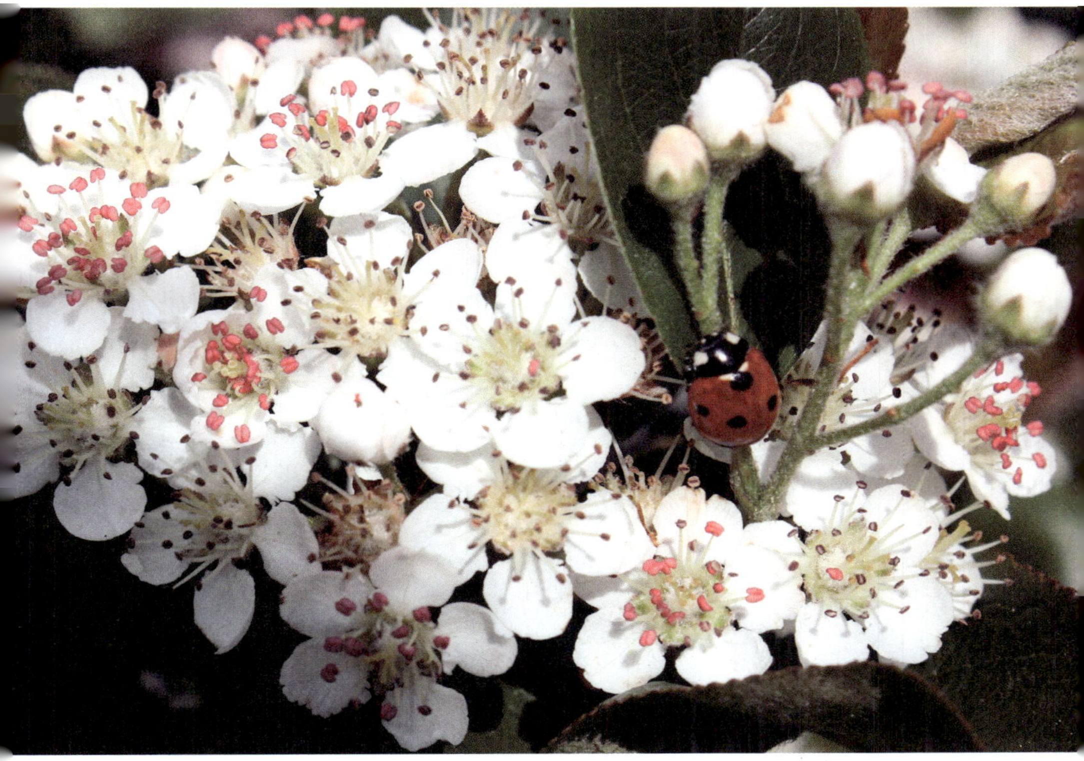

Die Krankheit erfordert ein Mehr an Vitalstoffen

Diabetiker scheiden, durch ihre Stoffwechsellage bedingt, vermehrt Vitamine, wichtige Mineralstoffe und Spurenelemente mit dem Urin aus. Daher erfordert diese Erkrankung eine erhöhte Zufuhr an Vitalstoffen. Wichtig sind vor allem die B-Vitamine, die für einen reibungslosen Nervenstoffwechsel notwendig sind. Da diese Mikronährstoffe auch für den Energiestoffwechsel (Kohlenhydrat-, Fett-Eiweißumsetzung) benötigt werden, kann sich unter einem Mangel nicht nur eine

Verschlechterung der Nervenfunktionen sondern auch eine Beeinträchtigung des Abbaus von Kohlenhydraten, Fetten und Proteinen einstellen. Und schließlich kann sich unter einem Mangel an B-Vitaminen auch ein Anstieg des Risikofaktors Homocystein einstellen. Diese Aminosäure wird nämlich durch

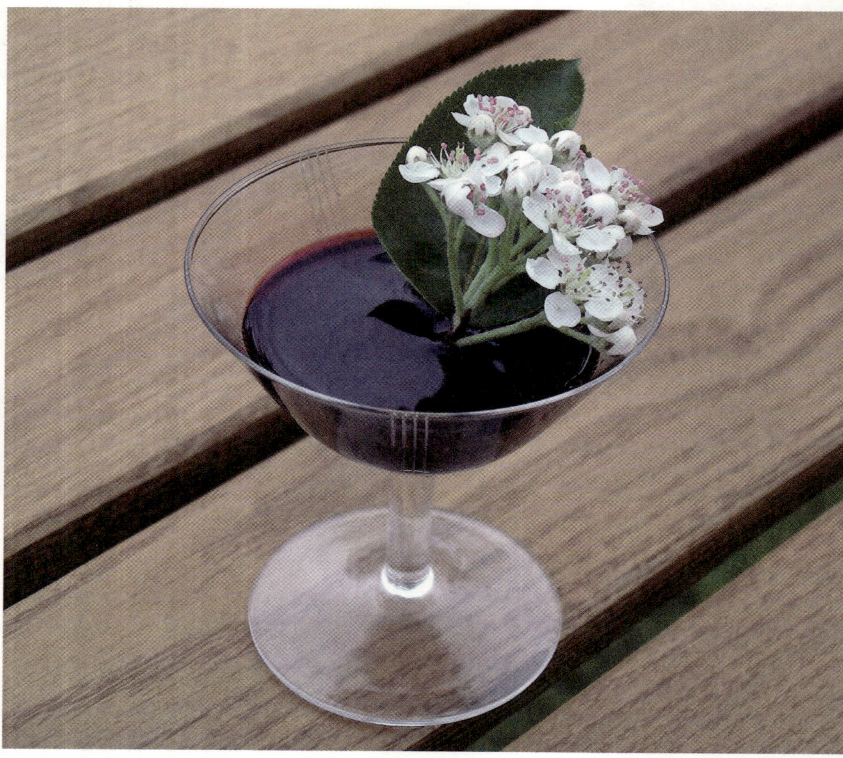

B-Vitamine (B6, B12 und Folsäure) in ihrer Konzentration „klein gehalten" – und das ist gut so, denn Homocystein kann die gefäßauskleidende Innenschicht erheblich schädigen und Herzinfarkt und Schlaganfall mit begünstigen. Auch das Spurenelement Zink ist für Diabetiker sehr wichtig, denn dieser Vitalstoff ist für die Bildung, Freisetzung und Speicherung von Insulin unverzichtbar. Eine Reihe von Begleiterscheinungen des Diabetes, wie z.B. Wundheilungs-, Potenzstörungen oder eine Abwehrschwäche entsprechen den typischen „Zinkmangelsymptomen". Und schließlich müssen hier auch die Antioxidantien erwähnt werden, denn im Zuge der Erkrankung kommt es – stoffwechselbedingt – zu einem Anstieg an oxidativem Stress. Dieser begünstigt die bereits oben erwähnte Verzuckerung der Eiweiße und ist somit auch an den Spätkomplikationen (Nerven-, Nieren-, Augenschäden) mitbeteiligt. Daher ist die ausreichende Zufuhr an Radikalfängern beim Diabetes besonders wichtig.

Die antidiabetische Wirkung der Aroniabeeren

Die Aroniabeeren bzw. der Aroniasaft versorgen den Diabetiker mit wichtigen Vitalstoffen und können dabei helfen das Leck, das durch die vermehrten Verluste bzw. den erhöhten Bedarf entstehen kann, zu schließen. Von Bedeutung sind hier vor allem die antioxidativ wirksamen Polyphenole, die den oxidativen Stress mindern und damit Gewebeschäden vermeiden helfen. Weiterhin hat man in tierexperimentellen Untersuchungen die antidiabetische Wirkung von Aroniablatt-Extrakten sowie Aroniasaft bzw. Extrakt, der aus den Beeren gewonnen wurde, untersucht. Erstaunlicherweise zeigt der Blattextrakt eine gute Wirkung auf den Kohlenhydratstoffwechsel, aber auch der Saft sowie der Aroniabeerenextrakt. Bei Tieren, die Vorstufen an Diabetes aufwiesen, führten die beiden zuletzt genannten Darreichungsformen der Aronia zu einer Senkung des Blutglucosespiegels. Auch im Rahmen einer Humanstudie wurde ein (ungesüßter) Aroniabeerensaft bei nicht insulinpflichtigen Personen auf seinen Einfluss hin untersucht. Während der dreimonatigen Anwendungsdauer zeigten sich, im Vergleich zur Kontrollgruppe, deutliche Senkungen des Blutzuckerspiegels. Man geht davon aus, dass diese Wirkung durch eine Verbesserung der Insulinfreisetzung und des Eintritts des Zuckers in die Zellen sowie eine Reduktion der Belastung mit freien Radikalen zustande kommt.

Fazit

Wer unter einem Diabetes leidet, sollte darauf achten, genügend Antioxidantien und andere Vitalstoffe aufzunehmen. Die Aroniabeeren können mit ihrer hohen Konzentration an (antioxidativ wirksamen) Polyphenolen einen wertvollen Beitrag leisten.

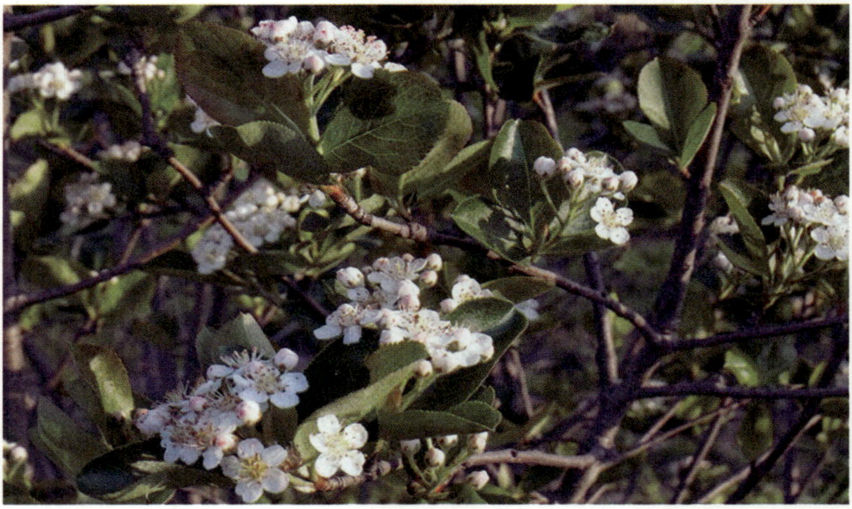

Aroniabeeren und Entgiftung

Wir sind täglich von Giften umgeben

Unser Körper ist geduldig. Tagtäglich führen wir ihm mit der Kost, mit der Luft, die wir atmen und z.B. auch mit der Kleidung, die wir tragen, Schadstoffe, sog. Noxen, zu. Wir kommen täglich mit bis zu 80 000 Fremdstoffen in Kontakt, die über die Haut, die Atmungsorgane oder den Verdauungstrakt unsere Körperzellen erreichen und unsere körpereigene Abwehr belasten. Unser Organismus versucht, diese Stoffe durch die entgiftenden Organe (Leber, Niere, Darm) wieder loszuwerden, was häufig nur zum Teil gelingt. Manche Gifte wie z.B. Schwermetalle aus der Nahrung oder aus Zahnfüllungen lagert der Körper auch in den Organen (z.B. Knochen, Gehirn, Bindegewebe) ab. Gerade die Schwermetalle stehen beispielsweise im Verdacht, an Nervenerkrankungen wie multipler Sklerose oder Nierenschäden mit beteiligt zu sein. Pestizide und Weichmacher, die etwa in den Lebensmittelverpackungen zu finden sind, werden als „Xenoöstrogene", bezeichnet, da sie in ihrer chemischen Struktur den körpereigenen Hormonen ähneln und den hormonell bedingten Stoffwechsel stören können. Auch die hormonabhängigen Erkrankungen wie Brust- oder Prostatakrebs werden mit diesen „Hormonchemikalien" in Verbindung gebracht. Kürzlich wurde beispielsweise auch nachgewiesen, dass diese Weichmacher – obgleich sie überwiegend fettlöslich sind – sogar aus den Plastikflaschen in den Wasserinhalt übertreten und diesen kontaminieren können. Auch die Leber ist ein Reservoir für Abfallstoffe und Noxen (z.B. Arzneimittelwirkstoffe). Die Auswirkungen für die Gesundheit können beträchtlich sein. So bringt man eine Reihe von Beschwerden oder Erkrankungen auch mit der zunehmenden Umweltbelastung in Verbindung (Tabelle 12).

Tabelle 12: Beschwerden und Erkrankungen, die man mit Umweltgiften in Verbindung bringt (Beispiele)

■ Abwehrschwäche	■ Leberschäden
■ Allergien	■ Lungenerkrankungen
■ Atemwegserkrankungen	■ Migräne
■ Fruchtbarkeisstörungen	■ Nervenkrankheiten
■ Hautkrankheiten	■ Nierenschäden
■ Kopfschmerzen	■ Psychische Störungen
■ Krebs	■ Störungen der Darmfunktion

Persönliche „Giftentscheidung“: Rauchen und Trinken

In Deutschland sterben täglich (!) etwa 300 Menschen an den Folgen des Tabakkonsums – das entspricht der Opferzahl beim Absturz eines Jumbo Jets. Wer raucht, hat infolge der verminderten Durchblutung ein deutlich erhöhtes Risiko für gefäßbedingte Erkrankungen (Herzinfarkt, Schlaganfall). Die schädlichen Tabakinhaltsstoffe werden auch für das erhöhte Krebsrisiko (Mundhöhlen-, Speiseröhren-, Kehlkopf-, Lungen-, Blasenkrebs) verantwortlich gemacht. Raucher leiden häufiger unter Atemwegserkrankungen und Heiserkeit. Auch die Osteoporose (Kno-

chenschwund) wird begünstigt. Die Fruchtbarkeit wird durch die Gifte ebenfalls beeinträchtigt, und schließlich leiden das Hautbild und die Zähne. Leider sind auch die Passivraucher, von diesen Risiken mit betroffen. So hat ein Passivraucher, im Vergleich zu einem „echten Nichtraucher" ein etwa um den Faktor 2 erhöhtes Herz-Kreislauf-Erkrankungsrisiko.
Auch beim Alkohol ist Vorsicht angesagt. Ein Zuviel kann nicht nur in die Abhängigkeit führen, sondern auch die Leber schädigen und Krebserkrankungen mit begünstigen. Vor allem die Frauen sollten vorsichtiger mit dieser Noxe sein, denn der weibliche Körper kann wesentlich schlechter mit Giften umgehen als der männliche. Gegen das gelegentliche „Gläschen in Ehren" ist sicherlich nichts einzuwenden, vor allem wenn es sich dabei um Rotwein handelt, der nämlich auch gefäßschützende Inhaltsstoffe besitzt.

Genussmittel – Vorsicht Vitalstoffmangel!

Die Entgiftungsorgane sind bei Rauchern extrem beansprucht, gleichzeitig steigt auch hier der Vitalstoffbedarf, da diverse Mikronährstoffe (z.B. in besonderem Maß Vitamin C) hier als Co-Faktoren von Entgiftungsenzymen benötigt werden. Vor allem gilt es, die beim Rauchen entstehenden freien Radikale zu bekämpfen, denn diese tragen in einem nicht unerheblichen Umfang zur Schadwirkung der Gifte bei. Wer raucht, hat daher einen deutlich erhöhten Bedarf an Antioxidantien wie z.B. Vitamin C oder auch Polyphenolen. So liegt der Vitamin C-Bedarf eines Rauchers um etwa 40% über dem eines Nichtrauchers. Auch der Alkohol hat sich als Vitalstoffräuber erwiesen, der –

bei chronisch übermäßigem Genuss – die Körperorgane schädigen kann. Vitamine (z.B. B-Vitamine) und Spurenelemente (z.B. Zink) werden einerseits für den Abbau der Substanz im Körper benötigt, andererseits können, bei regelmäßigem Alkoholgenuss, auch vermehrt wertvolle Mikronährstoffe über den Urin ausgeschieden werden. Zudem entstehen bei der Verstoffwechslung von Alkohol ebenfalls schädliche freie Radikale, wodurch der Bedarf an antioxidativ wirksamen Schutzstoffen auch durch diese Noxe ansteigen kann.

Arnoniabeeren – wertvolle Unterstützung bei Entgiftungsvorgängen

Aroniabeeren können die körpereigene Entgiftung von Fremdstoffen durch die geballte Konzentration an Vitalstoffen unterstützen. Inzwischen konnte in einigen wissenschaftlichen Untersuchungen gezeigt werden, dass die Früchte in der Lage sind, das Erbgut vor Zellschäden, die durch Gifte hervorgerufen werden können, zu schützen. Man spricht in diesem Zusammenhang von einer „antimutagenen Wirkung" der Aroniabeeren. So wurde u.a. in verschiedenen Testsystemen beobachtet, dass die blauvioletten Früchte die Genotoxizität von Zellgiften wie beispielsweise den Benzpyrenen, die u.a. beim Grillen von Fleisch entstehen können, nahezu vollständig unterdrücken kann. Auch das Risiko für die Entstehung krebserregender Gifte (Nitrosamine) im Verdauungstrakt wird durch die Früchte – tierexperimentellen Studien zufolge – gemindert. Ebenso liegen Hinweise für den Aroniasaft hinsichtlich einer Schutzwirkung gegenüber Arzneimittelwirkstoffen (Schmerzmittel) vor, welche die Magen- und Darmschleimhaut schädigen können. Für die schützende bzw. entgiftende Wirkung der Aroniabeeren werden in erster Linie die Anthocyane als Inhaltsstoffe verantwortlich gemacht. Diese wurden in einigen Untersuchungen aus den Früchten isoliert und in diversen Testsystemen mit verschiedenen DNA-schädigenden Giften auf ihre Schutzwirkung hin untersucht. Dabei zeigte sich, dass besonders diese Polyphenole die Ausscheidung von Giften begünstigen und der Schadwirkung der Zellgifte deutlich entgegenwirken sowie die Schleimhäute schützen können.

Fazit

Wer raucht und/oder häufiger Alkohol konsumiert, verbraucht vermehrt Vitalstoffe zur Entgiftung und hat daher einen erhöhten Bedarf an Schutzstoffen wie z.B. Vitamin C oder Polyphenolen (OPC), die in Aroniabeeren reichlich enthalten sind.

Aronia und Lebererkrankungen

Die Leber – zentrales Organ mit vielfältigen Aufgaben

Sie ist DAS zentrale Entgiftungsorgan und hat darüber hinaus weitere wichtige Aufgaben im Körper zu erfüllen: die Leber. Das größte Drüsenorgan des Menschen liegt im rechten Oberbauch und wiegt beim erwachsenen Menschen etwa 1,5 Kilogramm. Dieses körpereigene Labor – wie die Leber auch genannt wird – steuert u. a. den Eiweiß-, Fett- und Kohlenhydratstoffwechsel und spielt ebenso beim Vitalstoff- und

Hormonhaushalt eine wichtige Rolle. Als Entgiftungs- und Ausscheidungsorgan filtert die Leber schädliche Substanzen aus dem Blut und wandelt diese in Stoffe um, die beispielsweise über die Nieren gut ausgeschieden werden können. Weiterhin stellt dieses erstaunliche Organ die Gallenflüssigkeit her, die dann in der Gallenblase gespeichert wird. Die in der Gallenflüssigkeit vorhandenen Gallensäuren haben eine wichtige Funktion bei der Fettverdauung. Damit alle Aufgaben erfüllt werden können, verfügt die Leber über einen ausgeklügelten Feinbau aus insgesamt bis zu 300 Milliarden Leberzellen, die im Verbund zusammen arbeiten.

Arme Leber – in der heutigen Zeit häufig überfordert

Die häufigsten Risikofaktoren für eine Schwächung und Schädigung der Leber sind Alkohol, Übergewicht und Fehlernährung. Aber auch Medikamente und Umweltgifte machen dem zentralen Stoffwechselorgan in der heutigen Zeit zunehmend zu schaffen. Die ständige Verfügbarkeit von Lebensmitteln und die damit einhergehende Überernährung vieler Menschen erschweren dem Organ seine Arbeit besonders. So haben, Schätzungen zufolge, etwa 10 Millionen Menschen in Deutschland eine sogenannte Fettleber, die durch die Speicherung bestimmter Fette (z.B. Triglyzeride) charakterisiert ist und als häufigste Erkrankung der Leber gilt. Häufig ist diese mit Übergewicht und Adipositas (Fettsucht) verknüpft. Aber auch Alkohol und Medikamente können der Leber zusetzen. So entwickeln etwa 80% der Alkoholiker innerhalb von fünf Jahren eine Fettleber, wobei bei etwa einem Drittel der Betroffenen

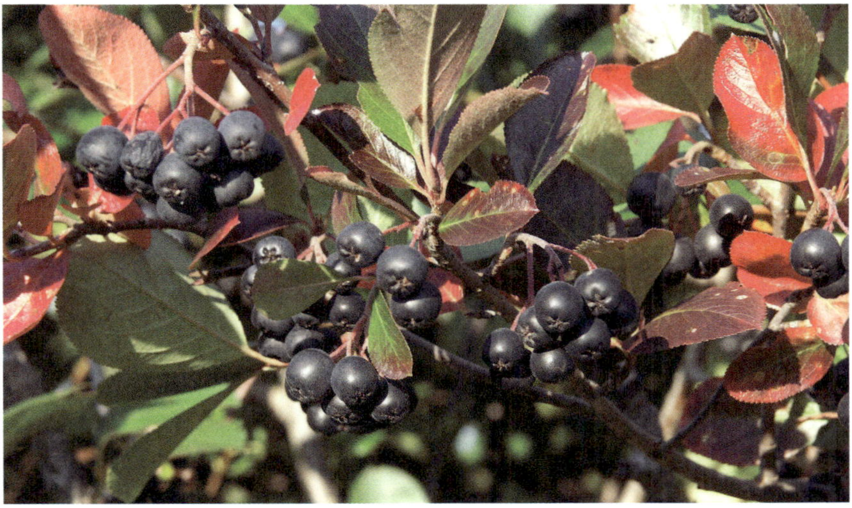

aus diesem Krankheitsbild eine Leberentzündung resultieren kann. Ebenso kann das Risiko für eine Verfettung der Leber durch einen bestehenden Diabetes mellitus oder auch Bluthochdruck ansteigen. Auch Fast Food kann die Leber schädigen. Während leichtere Fetteinlagerungen in die Leber reversibel sind und somit wieder entsorgt werden können, ist das bei einem fortgeschrittenen Krankheitsbild kaum mehr möglich. Aus der Fettleber können schließlich Entzündungen und sogar eine Schrumpfung der Leber (Leberzirrhose) entstehen. Daher ist es empfehlenswert diesem Organ in der täglichen Lebensführung mehr Aufmerksamkeit zu schenken.

Aronia – für eine starke Leber

Die Aroniabeeren bzw. der daraus gewonnene Saft wurden auch hinsichtlich Ihrer Wirkung auf die Leber untersucht. In tierexperimentellen Studien zeigte der Aroniasaft gegenüber der leberzellschädigenden Wirkung von Giften (z.B. Tetrachlormethan) eine deutliche Schutzwirkung. Die durch diese Lebergifte hervorgerufene Radikalfreisetzung und die dadurch bedingte Oxidation von Fetten, die zum Tod von Leberzellen führen, wurde unter dem Einfluss des Fruchtsaftes erheblich gemindert bzw. unterbunden. Auch für diese Schutzwirkung macht man die Polyphenole der Beeren verantwortlich.

Aronia und Magengesundheit

Der Magen ist ein armer Schlucker

Was muten wir diesem Organ nicht alles zu: hastig verschlungene, schwere, späte, scharfe, zu kalte, zu heiße Kost. Alles wandert ungefragt hinein in diesen wehrlosen Muskelsack. Dabei ist dieses Organ, nicht zuletzt wegen der dort angesiedelten Nervenzellen, ein wirkliches Sensibelchen und so ist es nicht verwunderlich, wenn uns auch Ärger und Stress auf den Magen schlagen. Das Organ besteht aus mehreren Muskelschichten und ist mit einer grob gefalteten Schleimhaut im Inneren ausgestattet. Je nachdem, was wir ihm zumuten, kann er sich um das 20-fache ausweiten. Hier wird die zu verdauende Fracht erneut durchgewalkt und mit Verdauungssäften versehen. Diese enthalten z.B. Enzyme wie das Pepsin, welches die Aufgabe hat, Eiweiße in kleinere Bruchstücke zu spalten. Diese Eiweißschere arbeitet aber nur dann gut, wenn die Umgebung so richtig sauer ist. Daher produziert der Magen große Mengen an Salzsäure, welche die Nahrung zersetzt, Bakterien abtötet und dem Eiweißenzym das richtige „Wohlgefühl" vermitteln. Bis zu 3 Liter Magensaft, der aus Schleim, Wasser, Säuren und Enzymen zusammengesetzt ist, werden über die Drüsenzellen der Magenschleimhaut in das Mageninnere entleert. Um sich vor der aggressiven Salzsäure zu schützen, ist der Magen selbst mit einer Schleimschicht ausgekleidet, die ebenfalls von spezialisierten Zellen der Magenschleimhaut gebildet wird.

Je nach Nahrungszusammensetzung verweilt die vermengte und angedaute Fracht zwischen 1 bis 5 Stunden im Magen, bevor sie dann portionsweise an den anschließenden Dünndarmabschnitt weiter gegeben wird. Am schnellsten wandern die Kohlenhydrate aus dem Magen weiter. Am längsten zurück bleiben die Fette. So kann es passieren, dass uns fette Speisen im wahrsten Sinn des Wortes schwer im Magen liegen.

Helicobacter pylori – ein gefährlicher Untermieter

Zu den Feinden des Magens zählen auch Keime, allen voran der Helicobacter pylori. Jeder zweite Mensch gewährt diesen gefährlichen Bakterien im Magen Unterschlupf. Lange Zeit hat man es für unmöglich gehalten, dass sich in diesem unwirtlichen, sauren Milieu ein Lebewesen ansiedeln könnte. Und dennoch ist es diesem hartnäckigen Keim gelungen, den Magen als passablen Unterschlupf zu nutzen. Tragisch für den Wirt, der diesen Überlebenskünstler beherbergt, denn Magenschleimhautentzündungen, Magen- und Zwölffingerdarmgeschwüre gehen häufig auf sein Konto.

Was ist sein Überlebenstrick? Er produziert ein Enzym, mit dessen Hilfe er ein basisches Milieu herstellt. Damit kann er die Magensäure um sich herum neutralisieren. So gelingt es dem Keim, viele Jahre unbemerkt im Magen zu leben. Dabei heftet er sich an die Schleimhautzellen und reizt diese durch

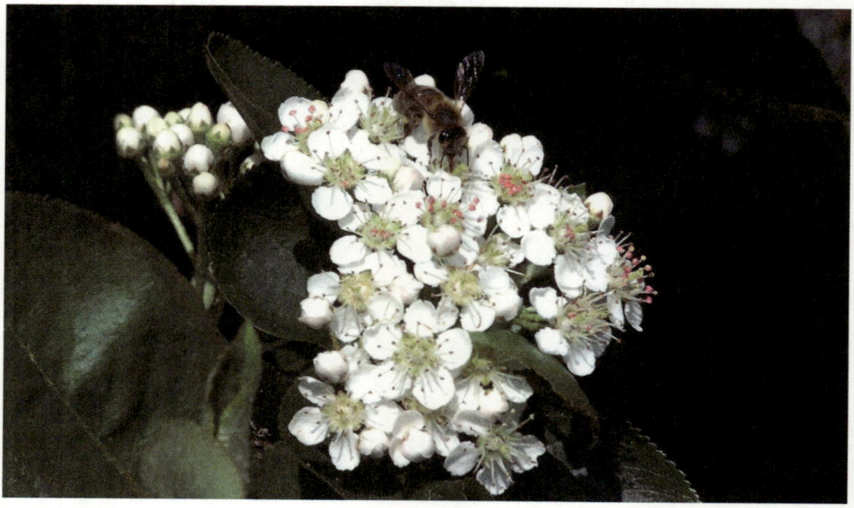

seine giftigen Stoffwechselprodukte. Daraufhin wird die „Körperpolizei" alarmiert, die gefräßigen Immunzellen gehen auf Beutefang und versuchen mit Hilfe von Entzündungsstoffen dem verseuchten Magengewebe und dem Keim den Garaus zu machen. Der Brand ist gelegt. Die Magenschleimhautentzündung (Gastritis) kann so ohne Beschwerden vor sich hin schwelen, bis der Magen irgendwann gegen den Feind rebelliert und mit Bauchschmerzen, Übelkeit und Völlegefühl reagiert. Das chronische Entzündungsfeuer kann aber auch Geschwüre und Krebs hervorrufen. So werden etwa 90% aller Zwölffingerdarmgeschwüre und ca. 80% aller Magengeschwüre mit dem Keim in Verbindung gebracht. Außerdem steht Helicobacter pylori im Verdacht, das Magenkrebsrisiko deutlich (um Faktor 5) zu erhöhen, wobei natürlich bei weitem nicht jeder, der mit dem Keim infiziert ist, auch tatsächlich an Krebs erkrankt. Übrigens steht Helicobacter pylori seit Neuestem auch im Visier der Gefäßspezialisten. Es wird vermutet, dass die von ihm produzierten Stoffwechselgifte auch die Gefäßwände „in Brand stecken" können und die dort entfachten Entzündungen möglicherweise das Risiko für einen Schlaganfall mit begünstigen können. Glücklicherweise gibt es inzwischen gute Methoden (Magenspiegelung, Untersuchung des Atems, Stuhls) den Keim aufzuspüren und ihn, falls nötig, mit Medikamenten (Antibiotika, Säureblocker) wirkungsvoll zu bekämpfen. Diese sind allerdings in der Regel sehr schlecht verträglich, so dass ein Großteil der Patienten die Therapie vorzeitig wieder abbricht.

Mit einer Magenschleimhautentzündung ist nicht zu spaßen

Magenschmerzen, Übelkeit, Völlegefühl, Blähungen, Appetitlosigkeit und Schlappheit – die Symptome einer Magenschleimhautentzündung, die wiederum durch eine Schädigung der magenauskleidenden Schicht begünstigt wird, können vielfältig sein. Ebenso unterschiedlich ist oft auch die Ausprägung der Erkrankung. So spricht man von einer akuten Gastritis, wenn sich die Beschwerden z.B. spontan nach einer Arzneimittelanwendung oder übermäßigem Alkoholkonsum einstellen. Die chronische Gastritis kann sich in seltenen Fällen als Autoimmunerkrankung darstellen (Typ A), wobei die Ursachen für die „selbstzerstörerische“ Aktivität des Körpers, die sich in diesem Fall gegen den Magen bzw. die Magenschleimhaut richtet, unbekannt ist. Der Typ B der chronischen Krankheit, der durch Bakterien (meist Helicobacter pylori) ausgelöst wird, macht etwa 85% aller Fälle mit einer Magenschleimhautentzündung aus. Und schließlich gibt es auch noch den Typ C, der mit etwa 10 bis 15% aller Krankheitsfälle angegeben wird und durch chemische Einflüsse wie z.B. Nikotin, Alkohol oder auch Schmerzmittel wie Acetylsalicylsäure begünstigt wird. Die Heilungsaussichten werden im Wesentlichen von den auslösenden Faktoren – die es zu eliminieren gilt – mitbestimmt. Magenblutungen oder sogar ein Magendurchbruch zählen zu den gefürchteten Komplikationen einer Magenschleimhautentzündung, die eine sofortige ärztliche Hilfe nötig machen. Und schließlich ist auch das Risiko für die Entwicklung von Magenkrebs bei vorgeschädigter Magenschleimhaut erhöht.

Aronia schützt die Magenschleimhaut

Die Wirkung von Aroniasaft auf die Magenschleimhaut ist in diversen wissenschaftlichen Studien untersucht worden. So rief man u. a. in einem Tierversuch eine durch Medikamente (Schmerzmittel) bedingte Schädigung der Magenschleimhaut hervor. Stunden zuvor verabreichte man den Tieren Aroniasaft. Interessant war, dass der Saft die Anzahl und Größe der Schleimhautschäden, im Vergleich zur Kontrollgruppe, signifikant reduzieren konnte. In diesen und anderen Untersuchungen wurde u. a. festgestellt, dass die Schädigung in Zusammenhang mit dem erhöhten oxidativen Stress steht, der durch diese Form der Arzneimittel begünstigt wird. Die schützende Wirkung der Aroniabeeren wird in erster Linie auf ihren hohen Gehalt an Antioxidantien zurück geführt. Weiterhin vermutet man einen positiven Einfluss der Aronia auf die Bereitstellung von (schützendem) Magenschleim. Ein Einfluss auf die Produktion der Magensäure konnte nicht beobachtet werden. Und schließlich dürfte hier auch die entzündungshemmende Wirkung der Aronia-Polyphenole (s.u.) eine Rolle spielen.

Aronia – hilfreich bei Entzündungen

Ständige Entzündungen können gefährlich sein

Sie verstauchen sich beim Sport den Knöchel, verletzen sich beim Schneiden mit einem scharfen Messer, werden von einem Magen-Darm-Infekt oder einer Grippe heimgesucht – in all diesen Fällen weiß sich der Körper zu helfen: Er setzt einen mehrstufigen Heilungsprozess in Gang. Sobald Gewebe verletzt wird, sorgen diese Vorgänge in unserem Körper dafür, dass es nicht zu einer Blutvergiftung kommt, neues Gewebe gebildet wird und sich die Wunde wieder schließt. Solche Vorgänge sind Bestandteil der „Entzündungsreaktion", die üblicherweise, nach dem Abheilen des betroffenen Areals, wieder zur Ruhe kommt. Was aber, wenn dieser entzündungsbedingte „Schwelbrand" weiter in unserem Körper tobt, kein Ende findet und chronisch wird? Wir kennen solche chronischen Entzündungen z.B. in Form der chronischen Polyarthritis (Gelenkentzündung), Zahnfleischentzündungen, chronischen Magenschleimhaut- oder Darmentzündung. In all diesen Fällen sind die Entzündungsvorgänge im Zuge des Heilungsprozesses nicht abgeschlossen sondern münden in einen ständigen „Entzündungsstress".

Neuere medizinische Erkenntnisse zeigen, dass ein solcher dauerhafter Entzündungsstress Gift für unseren Körper ist: die Gefäße, die Nervenzellen, die Gelenke, die Schleimhäute, nahezu alle Körperzellen können Schaden nehmen und somit einen entscheidenden Anteil an der Entstehung von Herz-Kreislauf-Erkrankungen, Krebs, Diabetes mellitus, Magengeschwüren, chronisch-entzündlichen Darmerkrankungen, Nervenkrankheiten wie die Alzheimer-Erkrankung oder Gelenkerkrankungen haben und uns vorzeitig altern lassen. Entzündungen als gemeinsamer „Hot Spot" für all diese Zivilisationserkrankungen.

Niedriggradige Entzündungen verlaufen unbemerkt

Während eine akute Entzündung durch die klassischen Entzündungszeichen wie Schwellung, Rötung oder Erwärmung sichtbar wird, verlaufen die kleinen „Schwelbrände", die man auch als niedriggradige Entzündungen bezeichnet, meist ohne dass man irgendetwas davon bemerkt. Sie können aus einer akuten Entzündung resultieren und sich im Körper ausbreiten. Das erklärt beispielsweise, warum entzündliche Prozesse im Mund, die sich u.a. in Zahnfleischbluten zeigen können, mit einem um Faktor 2 bis 3 erhöhten Risiko für Herz-Kreislauf-Erkrankungen einhergehen oder beispielsweise auch entzündliches Rheuma eine deutliche Gefahr für die Herzgesundheit darstel-

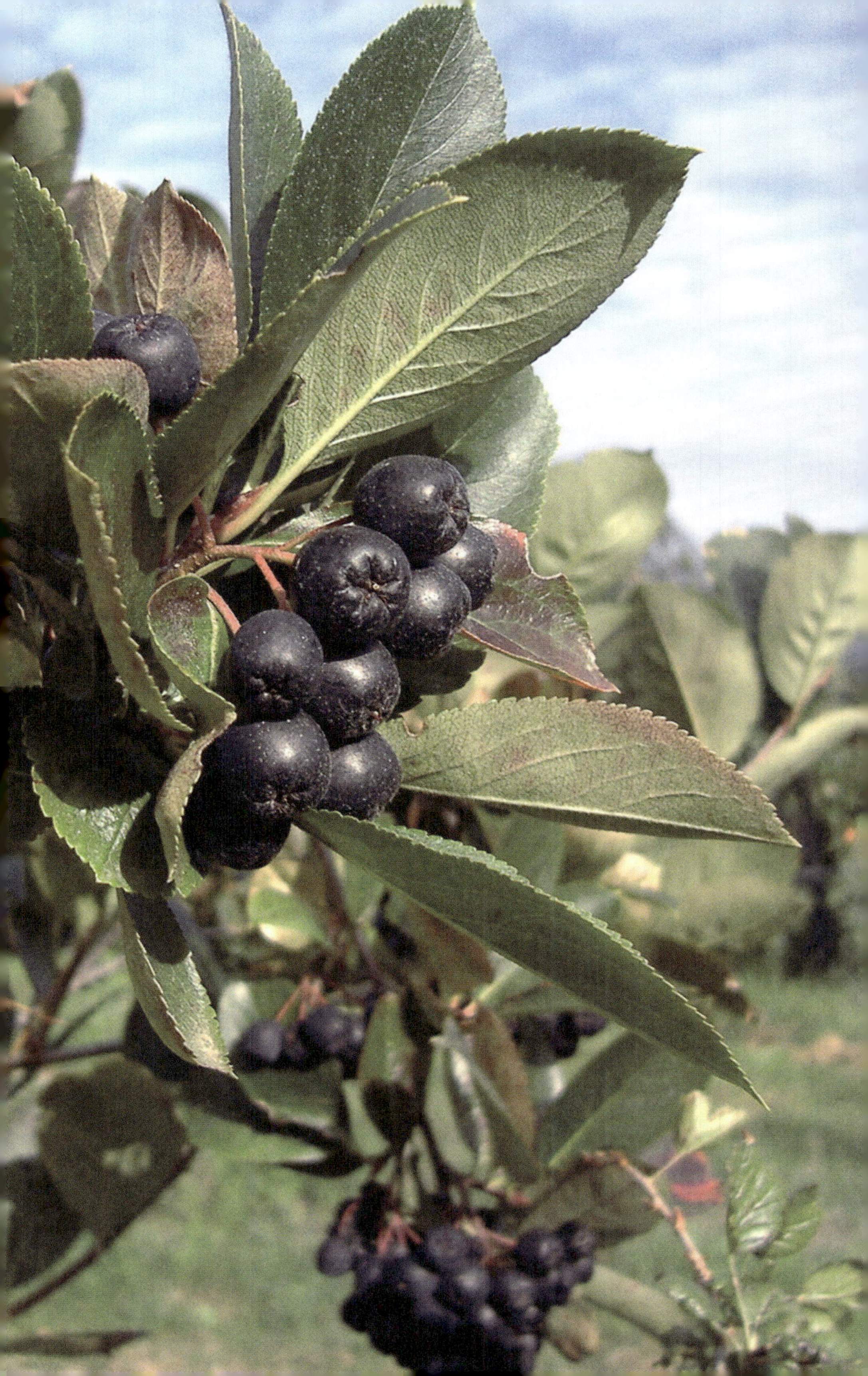

len kann. Auch manche Viren lösen entzündliche Prozesse aus und begünstigen bestimmte Krebserkrankungen (z.B. Papillomaviren und Gebärmutterkrebs). Um unbemerkte, niedriggradige Entzündungen feststellen zu können, ist eine Blutanalyse nötig, im Zuge derer verschiedene Entzündungsmarker ermittelt werden. Sind diese über einen Normwert hinaus erhöht, kann man von entzündlichen Prozessen im Körper ausgehen. Ein solcher Messparameter ist beispielsweise das hochsensitive C-reaktive Protein (hs-CRP). Dieses zeigt entzündliche Prozesse an und wird – neben anderen diagnostischen Verfahren – auch zur Abschätzung von Krankheitsrisiken (z.B. Herzinfarkt) herangezogen. So geht eine Erhöhung dieses Wertes (> 3 mg/l) mit einem deutlich erhöhten Risiko für Herz-Kreislauf-Erkrankungen und Diabetes mellitus einher. Ebenso gibt es bei einem erhöhten hs-CRP-Wert Hinweise auf eine größere Gefahr für Krebs- und auch Augenerkrankungen wie die altersbedingte Makula-Degeneration. Solche Zusammenhänge bestätigen letztendlich die Vorstellung, dass all diese chronisch degenerativen Erkrankungen tatsächlich mit Entzündungen verknüpft sind.

Hier ist ein entzündungshemmender Lebensstil gefragt

Um sich vor den niedriggradigen Entzündungen zu schützen, kann man einige Vorsichtsmaßnahmen treffen. Beispielsweise sollte bei Sportverletzungen und Knochenbrüchen unbedingt auf eine ausreichende Heilungszeit geachtet werden. Zu frühes Training kann die Brandherde im Körper fördern. Achten Sie auch auf eine regelmäßige und ausreichende Zahnhygiene (Zahnseide benutzen) und den regelmäßigen Gang zum Zahnarzt, denn auch Zahnfleischbluten ist ein Hinweis auf entzündliche Prozesse in der Mundhöhle. Wer übergewichtig ist, tut gut daran ein normales Gewicht anzustreben, denn die überschüssigen Pfunde produzieren entzündungsfördernde Stoffe und erhöhen das Risiko für die Schwelbrände. Ebenso werden entzündliche Prozesse durch Distress, bestimmte Medikamente (z.B. Hormone) und vor allem auch durch das Rauchen gefördert. Solche Lebensstilfaktoren sollte man möglichst vermeiden. Schließlich hilft eine regelmäßige moderate sportliche Aktivität (z.B. Nordic Walking, Wandern, Rad fahren) dabei, Entzündungen zu bekämpfen und Brandherde zu löschen. Aber auch die Ernährung sollte in die entzündungshemmenden Maßnahmen mit einbezogen werden. Hier sind vor allem Lebensmittel gefragt, die reich an Polyphenolen sind und dabei helfen können, den Entzündungsstress zu mindern. Zu diesen zählen u.a. die Aroniabeeren und andere Beerenfrüchte, aber auch Gewürzpflanzen wie z.B. der Ingwer oder die Gelbwurz (Kurkuma). Weiterhin gehört u. a. auch der Kaltwasserfisch (z.B. Hering, Lachs, Makrele) mit seinen entzündungshemmenden Omega-3-Fettsäuren zu den brandlöschenden Nahrungsmitteln.

Aroniabeeren tragen zur „Brandlöschung“ bei

Besonders interessante Daten liegen in diesem Zusammenhang für die Aroniabeeren vor. Die in diesen Früchten enthaltenen Inhaltsstoffen (z.B. OPC, Anthocyane) legen entzündungsfördernde Enzyme lahm und helfen beim „Ausblasen“ des Entzündungsfeuers. Damit kann die Aroniabeere dazu beitragen, das Risiko für entzündungsbedingte Folgeerkrankungen zu senken. In einigen wissenschaftlichen Untersuchungen (Tierversuche) wurde gezeigt, dass eine (künstlich herbeigeführte) Augenentzündung durch die Gabe von Aroniabeerenextrakt signifikant verbessert werden kann. Dabei zeigten sich die 100 mg Extrakt, die im Tierversuch verabreicht wurden, so effizient wie 10 mg Kortison. In-vitro-Studien mit Immunzellen, die mit dem Extrakt inkubiert wurden, zeigte sich, dass die Beereninhaltsstoffe die Freisetzung entzündungsfördernder Botenstoffe unterdrücken können. Schließlich trägt auch die antivirale und antibakterielle Wirkung der Aroniabeeren zur Minderung des Entzündungsrisikos bei, denn im Zuge einer solchen Infektion kommt es natürlicherweise zu entzündlichen Prozessen, welche grundlegend die Gefahr von Überbleibseln, also niedriggradigen Entzündungen bergen.

Fazit

Dauerhaft bestehende entzündliche Prozesse können eine Reihe weiterer Erkrankungen nach sich ziehen. Aroniabeeren können einen wertvollen Beitrag zur Senkung des allgemeinen Entzündungsrisikos leisten.

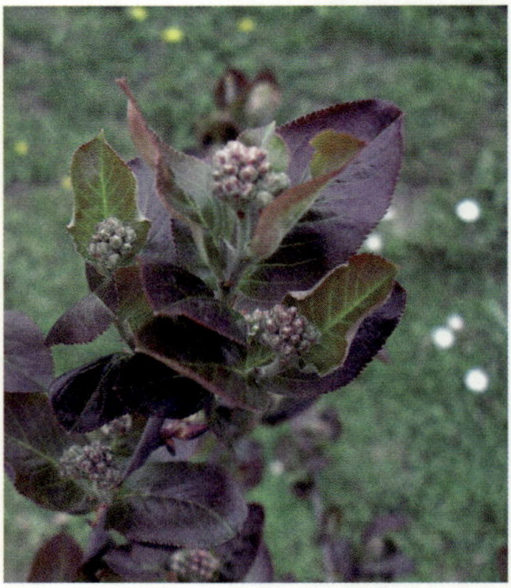

Aronia – Hautgesundheit und Hautpflege

Die Haut – Spiegel der Seele

Gutes Aussehen ist wichtig, und das wird nicht nur von der Figur sondern vor allem auch von der Ausstrahlung des Gesichtes maßgeblich mitbestimmt. Diese hängt in erster Linie von Erfahrungen, von der individuellen Zufriedenheit und von den persönlichen Lebensumständen ab, denn Freude, Spaß, Anstrengung, Zorn und Trauer – alle Gefühle spiegeln sich früher oder später im Gesicht. Das sind Einflüsse, die wir nur bedingt in der Hand haben und somit auch nicht unmittelbar steuern können, denn belastenden Schicksalsschlägen oder schwierigen Krisen können wir kaum aus dem Weg gehen. Aber wir sollten uns auch nicht von ihnen unterkriegen lassen und vor allem versuchen, die kleineren Alltagsprobleme gelassener und mit mehr Humor anzugehen, denn der Gesichtsausdruck wird es uns danken.

Letztendlich zeichnet sich das Leben der Menschen in ihrem Gesicht und in den im Lauf des Lebens entstehenden Falten ab. Für diese gibt es aber weiterhin auch erbliche Faktoren.

Mit zunehmendem Alter ändert sich die Hautbeschaffenheit

Babys und Kleinkinder bestechen durch ihre rosige und straffe Haut und ihren schönen Teint. Aber mit dem Heranwachsen verflüchtigen sich diese Eigenschaften der Haut mehr und mehr. Solange wir jung sind, wird die Haut gut durchblutet

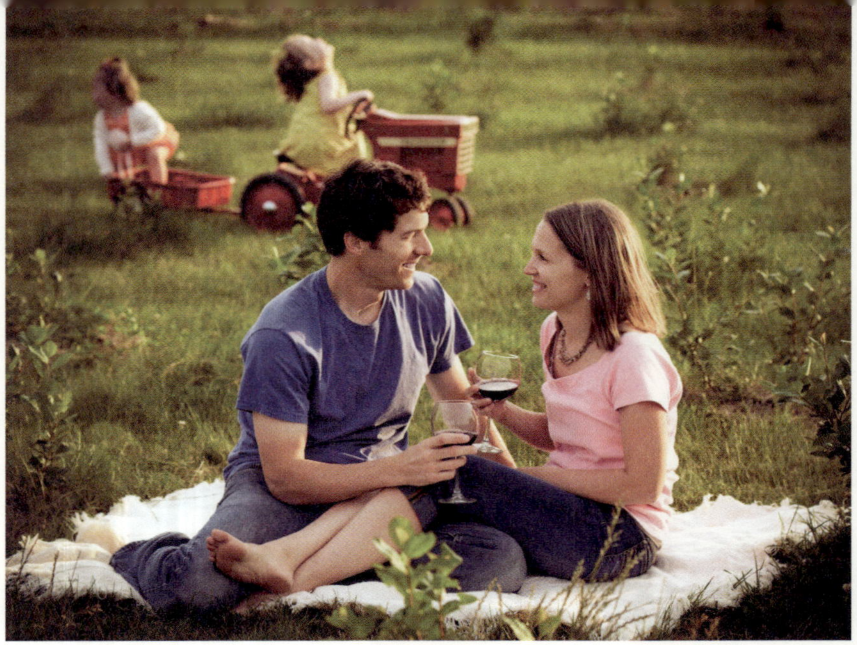

und durch diesen kontinuierlichen Blutstrom auch gut mit Nährstoffen versorgt. Entstehende Abfallstoffe werden mit dem Blutfluss optimal abtransportiert. Das Bindegewebe ist elastisch und der Stoffwechsel in den vielen Hautzellen läuft optimal. Mit zunehmendem Alter nimmt die Durchblutung der Haut, aufgrund von Ablagerungen in den Gefäßen ab. Auch die Hauterneuerung wird gedrosselt. In der Oberhaut werden zwar bis ins hohe Alter ständig neue Zellen gebildet, allerdings ist die Lebensdauer dieser Zellen kürzer: Sie sterben früher ab. Gleichzeitig verliert die Haut aber Zellen durch Abschuppung und schließlich sind die Verluste insgesamt höher als der Nachschub: die Haut wird dünner.

In der äußeren Hautschicht – der Hornschicht – nimmt das Wasserbindungsvermögen ab: Die Haut wird trocken und spröde. Der Stoffwechsel in den Hautzellen verlangsamt sich und die Hautoberfläche wird schlechter mit Fetten beliefert. Schließlich werden auch die Schweiß- und Talgdrüsen müde und die Geschmeidigkeit der Haut reduziert sich drastisch. Doch damit noch nicht genug. Auch das Bindegewebe macht schlapp: es wird zunehmend unelastisch und verliert seine Fähigkeit, sich mit Wasser aufzupolstern. Die Haut büßt ihre Spannkraft ein und wirkt häufiger müde und fahl.

Wichtigste Gegenwehr: „Hautsünden" vermeiden

Die Art, wie wir leben, zeigt sich u. a. auch auf der Haut. Rauchen beschleunigt den natürlichen Alterungsprozess der Haut – im Fachjargon „proaging" genannt. Der Zigarettenrauch verschlechtert die Durchblutung und behindert damit den Sauerstoff- und Nährstofftransport sowie die Abfallstoffbeseitigung. Außerdem ist die Raucherhaut um 20 bis 40 Prozent dünner als die Haut eines Nichtrauchers, damit verliert sie schneller an Geschmeidigkeit und neigt zur frühzeitigen Faltenbildung. Der „blaue Dunst" greift das Kollagen (Gerüsteiweiß) im Bindegewebe an. Dieses verliert durch die Zigaretteninhaltsstoffe seine hautstraffenden Fähigkeiten. Der negative Effekt wird durch einen Mangel an Vitamin C, der bei Rauchern sehr häufig vorkommt, zusätzlich noch verschärft. Denn Vitamin C hält die kollagenen Fasern im Bindegewebe zusammen und ist damit für die Hautbeschaffenheit von ganz wesentlicher Bedeutung.

Aber auch Nachtschwärmer tun ihrer Haut nichts Gutes, denn im Schlaf regeneriert sich die Haut. Wer die Nacht zum Tag macht, riskiert eine Verschlechterung der Hautregeneration und wird mit Augenringen belohnt. Übernächtigte Gestalten sehen blass und fahl aus. Denn während die Schutzhülle tagsüber mit der Abwehr äußerer Belastungen beschäftigt ist, unterzieht sie sich nachts umfangreichen Reparaturmaßnahmen. Dabei werden Zellschäden repariert, die Durchblutung steigt an und die Nährstoffdepots werden wieder aufgefüllt. Mindestens sieben Stunden Schlaf gelten als empfehlenswertes „Antiaging-Programm" für die Haut. Fällt dagegen die Schlafdauer zu kurz aus – Experten empfehlen grundsätzlich eine Dauer von sieben Stunden und mehr – kommen die Regenerationsmechanismen nicht richtig zum Zug und die Hautalterung wird begünstigt (Tabelle 13).

Tabelle 13: Die 8 größten Hautsünden

Aggressive Körperreinigungsmittel	Zerstörung des natürlichen Säureschutzmantels der Haut
Ausgedehnte Sonnenbäder	Beschleunigte Hautalterung, Verlust der Elastizität, Faltenbildung
Flüssigkeitsmangel	Gefahr der Hauttrockenheit und vorzeitigen Faltenbildung
Rauchen	Zigaretteninhaltsstoffe verschlechtern die Durchblutung und lassen die Haut fahl erscheinen
Schlafmangel	Beeinträchtigung der Hautregeneration
Solarium	Beschleunigte Hautalterung, Elastizitätsverlust, Faltenbildung
Verzicht auf Abschminken	Verstopfung der Hautporen, Begünstigung von Hautunreinheiten
Vitalstoffarme Kost	Nährstoffmangel der Haut, Verschlechterung des Hautbildes, vorzeitige Faltenbildung

Mein Tipp:

Achten Sie darauf, dass Sie nicht zu spät ins Bett gehen und den Schlaf als „Schönheitselixier" nutzen. Versuchen Sie den Abend ohne Hektik ausklingen zu lassen und bevorzugen Sie eine leichte Kost, damit Sie rasch und tief schlafen können. Ihre Haut profitiert von einem solchen „Beautyschlaf".

Am schlimmsten sind ausgedehnte Sonnenbäder

Ein „gerösteter" tief dunkelbrauner Teint ist mega-out – und das ist gut so, denn es gibt wohl keinen größeren Hautfeind als die im Übermaß genossene UV-Strahlung. Das gilt auch für häufige Solariumbesuche. Die langwelligen UV-A-Strahlen dringen tief in die Haut ein und mindern dort die Fähigkeit zur Wasserbindung. Dadurch wird das Gewebe schlechter mit Feuchtigkeit versorgt, verliert an Elastizität und altert schneller – ein Vorgang den man als „Photoaging" bezeichnet.

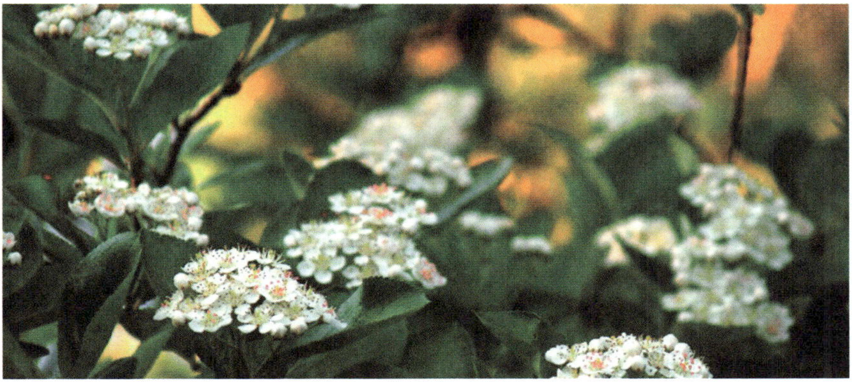

Die kurzwelligen UV-B-Strahlen schädigen das Erbgut in den Hautzellen und sind für die Entstehung von Sonnenbrand und Hautkrebs verantwortlich. Möglicherweise sind allerdings auch die UV-A-Strahlen an diesem Prozess beteiligt. Die UV-B-Strahlen setzen außerdem die Abwehrzellen in der Haut außer Kraft und legen damit teilweise das Immunsystem lahm. Gerade deshalb können sich beispielsweise „schlafende" Herpesviren im Sonnenurlaub „stark machen" und die gefürchteten Herpesbläschen an den Lippen hervorrufen.

Sonnenbad und Solarium – neue Studie belegt: Junge Frauen zeigen vermehrt Hautkrebs

Dass ein Übermaß an UV-Strahlung den Hautkrebs begünstigen kann, ist ja inzwischen als Botschaft in weiten Teilen der Bevölkerung angekommen, aber eine kürzlich veröffentlichte Untersuchung des National Cancer Institutes führte dennoch zu einer erschreckenden Erkenntnis. Im Rahmen dieser Studie wurden Daten von etwa 20 000 Personen (Alter: 15 bis 39 Jahre), die im Zeitraum von 1980 bis 2004 am schwarzen Hautkrebs (Melanom) erkrankt waren, näher untersucht. Während die jährliche Erkrankungsrate bei den beobachteten Männern über die Jahre hinweg konstant blieb, zeigte sich bei den Frauen im genannten Zeitraum eine Zunahme des Hautkrebses um 50 Prozent – d. h. es erkrankten 1,5 mal so viel junge Frauen wie junge Männer an dieser lebensbedrohlichen Form des Hautkrebses. Desweiteren stellten die Forscher fest, dass die Melanome bei Frauen schneller Metastasen bildeten als bei den betroffenen Männern. Als Grund vermutet wird die bevorzugte weibliche Lust zum Sonnenbaden oder zur Solariumbräune. Besonders gefährdet sind hellhäutige Frauen, die den schützenden braunen Farbstoff (Melanin) nur in unzureichendem Maß bilden können und schnell zu Rötungen und Sonnenbränden neigen. Wer als Kind vielfach eine verbrannte Haut hatte, trägt ebenfalls ein erhöhtes Risiko für den gefährlichen schwarzen Hautkrebs.

Die Ursachen allen Hautübels: Entzündliche Prozesse und schädliche freie Radikale

Richtig stressig wird es für die Haut wenn sie mit den freien Radikalen kämpfen muss. Diese winzig kleinen Teilchen werden im Körper u. a. vermehrt aufgrund von Luftschadstoffen, UV-Strahlung und Ozon gebildet und können die Zellen massiv schädigen sowie den Alterungsprozess beschleunigen. Bei einem ausgedehnten Sonnenbad (aber auch im Solarium!) werden erhebliche Mengen an freien Radikalen in der Haut freigesetzt. Auch beim Rauchen entstehen die angriffslustigen Winzlinge vermehrt im Körper. Daher ist natürlich der verantwortungsvolle Umgang mit der UV-Exposition und die Rauchabstinenz eine wichtige Antiaging-Maßnahme für die Haut.

Aber bei Sonnenbrand, Hautunreinheiten, Ekzemen, Rötungen und bei der Hautalterung selbst spielen auch entzündliche Prozesse eine Rolle. Diese muss man sich wie kleine Feuerbrände vorstellen, die im Inneren der Hautzellen ihr Unwesen treiben und die Zellen schädigen können, ohne dass man es bemerkt. Das problematische ist, dass diese Brandherde unbemerkt weitere Entzündungsfeuer im Körper legen können und damit allgemein das Risiko für entzündungsbedingte Krankheiten (z.B. Herzkrankheiten, Krebs, Nervenkrankheiten) ansteigen lassen. Als Brandzünder gelten nicht nur Umwelteinflüsse wie UV-Licht und Rauchen sondern auch eine mangelhafte Zahnhygiene, Übergewicht und Ernährungsvorlieben wie der Schweinebraten mit der guten, fetten Soße, das Stück Torte oder der Schokoriegel.

Die Haut hat viel Durst – manchmal mehr als Sie selbst!

Unser Durstgefühl meldet sich häufig viel zu selten – und das ist von großem Nachteil für die Haut, denn diese benötigt viel Feuchtigkeit um ihr jugendliches, pralles Aussehen zu bewahren. Mindestens anderthalb bis zwei Liter sollten wir täglich trinken – zweieinhalb bis drei Liter sind noch besser für die Haut, vor allem für Frauen in oder jenseits der Wechseljahre. Während dieser Zeit lässt die körpereigene Östrogenproduktion nach und damit fehlt leider auch zunehmend der positive Einfluss, den diese Hormone auf die Haut ausüben. Die typisch weiblichen Stoffwechselregulatoren sorgen nämlich dafür, dass die Haut elastisch und prall aussieht. Östrogene sind an der Bildung von Kollagen beteiligt und somit für die Elastizität der Haut von enormer Bedeutung. Sie leisten aber im Dienste der Haut noch mehr: So sorgen sie dafür, dass die Hautzellen die Feuchtigkeit gut speichern, und sie bewahren die empfindliche Körperhülle vor dem Austrocknen und der Faltenbildung. Somit ist es nicht verwunderlich, dass sich Fältchen und tiefe Linien vor allem jenseits der Wechseljahre breit machen. Wer gerade in dieser Lebensphase zu wenig trinkt, begeht eine echte Beauty-Sünde. Am ehesten geeignet sind Mineralwässer und ungesüßte Tees (Grün-, Kräuter-, Früchtetee). Dem Flüssigkeitsverlust, der sich über Nacht einstellt, begegnen Sie am besten indem Sie morgens auf nüchternen Magen ein Glas lauwarmes Wasser trinken, was schließlich auch der Verdauung gut bekommt.

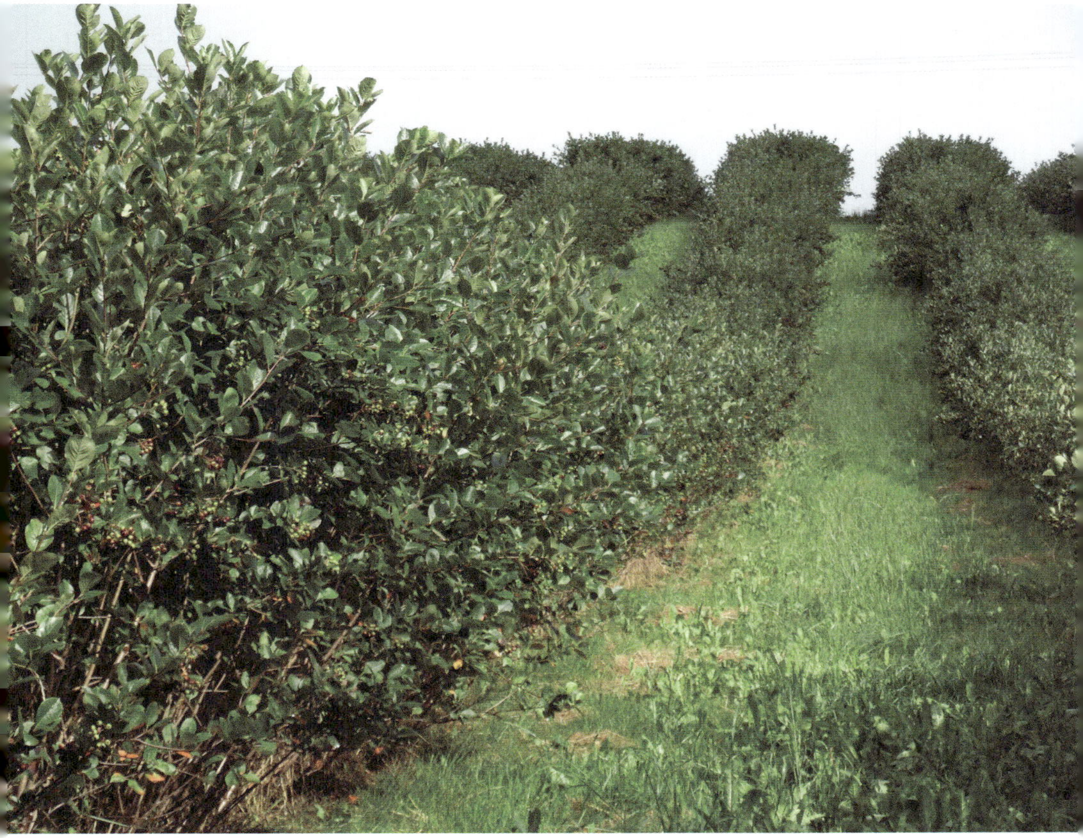

Übrigens: Es ist davon abzuraten, auf das abendliche Abschminken zu verzichten, denn unter der Kleisterschicht des Make ups verkleben die Poren und damit wird Hautunreinheiten Vorschub geleistet (Tabelle 13). Also, auch wenn es noch so spät am Abend ist: Unbedingt die Haut reinigen und die Schminke entfernen.

Aronia – eine Beere für die Haut

Die Aroniabeere kann mit ihrem hohen Gehalt an antioxidativ wirksamen Schutzstoffen für die Haut eine Reihe guter Dienste leisten. So ist sie eine echte Antiaging-Beere, welche die Haut vor den Förderern der Hautalterung, den freien Radikalen, schützen kann. In diesem Fall ergänzen sich die innere und äußere Anwendung (Aroniakosmetik) in optimaler Weise. Der Hautalterung und der Faltenbildung kann damit deutlich vorgebeugt werden. Davon kann das gesamte Gesicht, besonders aber auch die empfindliche Haut um die Augen (z.B. mit Aronia Augengel) profitieren. Weiterhin ist – bei der Verwendung von Kosmetika auf der Basis von Aronia – die adstringierende und entzündungshemmende Wirkung dieses Naturtalents hervorzuheben (Tabelle 14). Damit leistet die Aroniakosmetik einen wertvollen Beitrag zur Klärung des Hautbildes und zur Vorbeugung vor Infektionen, die z.B. mit Rötungen, Pickel und anderen unangenehmen Begleiterscheinungen einhergehen können. Schließlich unterstützen die in der Beerenkosmetik enthaltenen Vitalstoffe (z.B. Vitamin C aus Aroniabeeren) die Kollagensynthese und die Elastizität sowie die Regeneration der Haut allgemein. Äußere Anwendungen auf der Basis von

Aronia stärken durch die in den Beeren enthaltenen bioaktiven Pflanzeninhaltsstoffe auch das hauteigene Immunsystem und erleichtern somit die Gesunderhaltung der Haut, was gerade mit zunehmendem Alter von erheblicher Bedeutung ist. Inzwischen sind Aroniapflegeprodukte in Form von Reinigungscreme, Gesichtscreme und -tonic, Augengel, Lippenpflege, Hand- und Körpercreme auf dem Markt.

Tabelle 14: Mögliche Wirkungen der Aroniabeere auf die Haut
▪ Antioxidative Wirksamkeit
▪ Aktivierung der Selbstheilungskräfte der Haut
▪ Antioxidative Wirkung
▪ Entzündungshemmend
▪ Feuchtigkeitsspendend
▪ Schutz vor Umwelteinflüssen
▪ Stärkung des hauteigenen Immunsystems
▪ Unterstützung der Kollagensynthese
▪ Verbesserung des Hautbildes

Mein Tipp:

Achten sie auf eine zertifizierte Naturkosmetik (auf der Basis wertvoller pflanzlicher Öle), die frei von synthetischen Duft-, Farb- und Konservierungsstoffen ist!

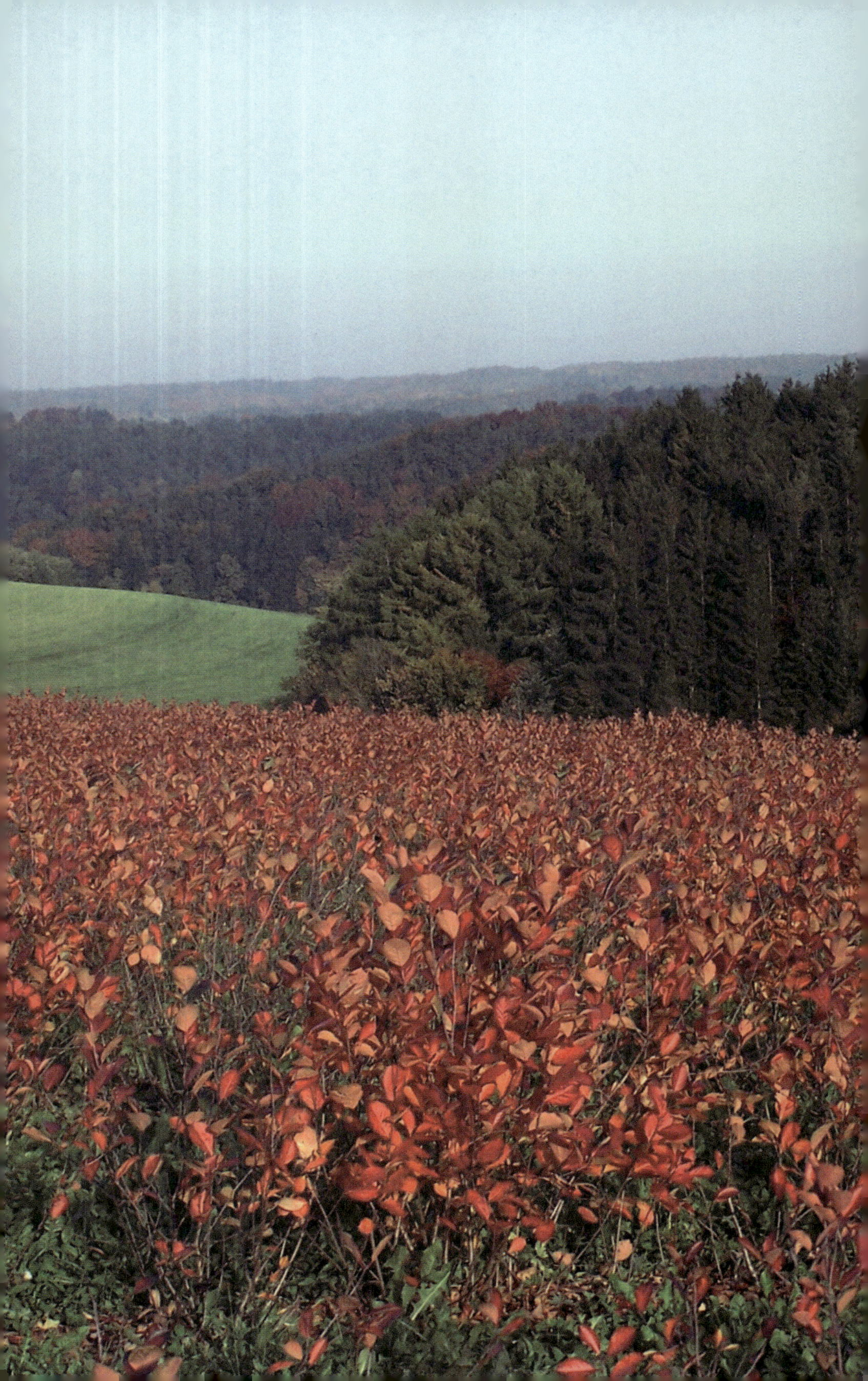

Zusammenfassung und Ausblick

Die Aroniabeeren und daraus hergestellte Produkte bieten ein breites Potential an gesundheitsfördernden Wirkungen, die sowohl durch alte Erfahrungen in der Volksheilkunde als auch durch neue wissenschaftliche Forschungsaktivitäten und klinische Studien bestätigt werden können. So liegen Hinweise aus tierexperimentellen Untersuchungen aber auch aus Humanstudien vor, die auf eine gefäßschützende und antidiabetische Wirkung der blauschwarzen Beerenfrüchte schließen lassen. Ebenso interessant sind die immunstärkenden und eventuell krebshemmenden Effekte der Aronia. Für die Gesundheit ist sicherlich auch die Unterstützung des körpereigenen Stoffwechsels sowie – im Speziellen – der Magen- und Leberfunktion von Bedeutung. In der heutigen Zeit spielen auch unterstützende Maßnahmen zur Entgiftung für die allgemeine Gesunderhaltung eine wichtige Rolle – und auch hier kann die Aroniabeere gute Dienste leisten. Besonders erwähnenswert sind die hautpflegenden Eigenschaften der Aronia, die bereits in die Konzeption kosmetischer Produkte einfließen.

Wünschenswert ist die Fortführung und Vertiefung der klinischen Anwendung der Früchte bzw. der Aroniaprodukte wie z.B. Saft und Extrakt sowie die vermehrte Durchführung von wissenschaftlichen Untersuchungen zur Wirksamkeit bzw. den Wirkmechanismen, die durch Aronia zustande kommen. Wer sich mit Aronia versorgen möchte dem stehen sowohl die getrockneten Beeren als auch Säfte, Extrakte (Kapseln), Riegel, Tee, Konfitüre, ja sogar Aroniawein zur Verfügung. Der Anwendungsvielfalt sind somit keine Grenzen gesetzt.

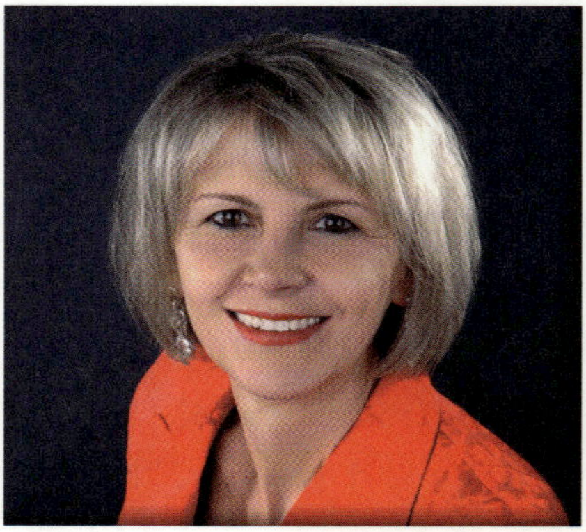

Autorinnen-Portrait

Prof. Dr. rer. nat. Michaela Döll hält an der Universität Braunschweig (TU) Vorlesungen zum Thema Ernährung und Diätetik unter dem Aspekt von Nahrungsergänzungsmitteln und functional food. Sie ist als Expertin für Ernährungsmedizin und Gesundheitsvorsorge in Deutschland bekannt und hält als Spezialistin für Vitalstoffe seit vielen Jahren im In- und Ausland Vorträge und Fortbildungen für Therapeuten. Sie hat bisher weit über 150 Fachartikel in medizinischen Fach- und Gesundheitszeitschriften sowie zahlreiche Bücher veröffentlicht, die teilweise in mehrere Sprachen übersetzt wurden. In Fernsehen und Hörfunk ist sie eine gefragte Gesprächspartnerin in Sachen Ernährung.

Auswahl weiterer Bücher von Prof. Dr. Michaela Döll:

- Antiaging mit Antioxidantien. Die Powerstoffe für Fitness und Vitalität (ISBN 978-3-7766-2500-4)
- Arthrose. Endlich schmerzfrei durch Biostoffe (ISBN 978-3-442-16902-3)
- Darmgesund – mit Pro- und Prebiotika (ISBN 978-3-7766-2543-1)
- Entzündungen – Die heimlichen Killer (ISBN 978-3-7766-2436-6)
- Vitalpilze für ein gesundes Leben (ISBN 978-3-7766-2690-2)
- Vitalstoffe von A bis Z (ISBN 978-3-7766-2663-6)

Die Autorin im Internet: www.fitness-gesundheit-antiaging.de

Literaturhinweise:

Abdullah T. et al., 2012, Oncol. Rep. 28 (4), 1435 - 42
Balansky R. et al., 2012, Int. J. Cancer, 131 (9), 1991-7
Beecher G. 2004, Pharm. Biol. 42 (Suppl.) 2-20
Bell D.R. et al. 2006, J. Appl. Physiol. 100, 1164-1170
Broncel M. et al., Pol Merkur Lekarski 2007, 23, 1434, 116-119
Bruno A. et al., Eur. J. Pharmacol. 2005, 524 (1-3) ,159-168
Chrubasik C. et al., 2010, Phytother. Res. 24, 1107 – 1114 (2010)
Gerhäuser C. Akt. Ernähr. Med 2001, 26, 137-143, 2001
Gonzalez-Molina E. et al., 2008, J. Agric. Food Chem., 10, 56 (23), 11327-33
Gossé F. et al., 2005, Carcinogen. 26, 7, 1291-1295
Jakesevic M. et al., 2011, BMC Compl. Altern. Med. , 27, 11-18
Jepson R.G. et al., 2007, Mol. Nutr. Food Res. 51 (6), 833-839
Joseph J. et al., 2005 Am Clin. Nutr. 81 (Suppl.), 313-316
Kedzierska M. et al., 2012, Mol. Cell. Biochem., 5. Sept. (Epub ahead of print)
Kokotkiewicz et al., 2010, J. Med. Food 13 (2), 255-269
Kulling, S. et al., 2008, Planta Med., 74, 1625-1634
Lala, G. et al., 2006, Nutr. Canc. 54, 1, 84-93
Malinowska J. et al., 2012, Nutrition, 28 (7-8), 793-8
Matchett, M.D. et al., 2005, Biochem. Cell. Biol. 83, 637-643
Naruszewicz et al., 2007, Atherosclerosis, 194, 179-184
Ohgami, K. et al., 2005, Invest. Ophthalmol. Vis. Sci. 46, 275-281
Qin B. et al., 2012, Br. J. Nutr. 108 (4), 581-7
Rugina D. et al., 2012, J. Med. Food, 15 (8), 700-6
Skovgaard Gr. et al., 2006, Eur. J. Clin. Nutr. 60 (10), 1201-1206
Valcheva-Kuzmanova S. et al., 2005, Exp. Toxicol. Pathol. 56 (6), 385-392
Wang L. et al., 2008, Cancer Lett., 269; 281-290
Winther K. et al., 2005, Scand. J. Rheumatol, 34 ,302-308
Yi W. et al., 2005, J. Agric. Food. Chem. 53, 7320-7329

Bildnachweis:

Der Abdruck der Bilder erfolgte mit freundlicher Genehmigung von:

- Walter und Rosemarie Bracher, Berner Aronia, CH-Huttwil, www.bernararonia.ch (S. 10, S. 38, S. 79)
- Familie Christandl, Obstbau Christandl, A-Unterweißenbach, www.obstchristandl.at (S. 97)
- Fotolia LLC, www.fotolia.de (S. 21, S. 25, S. 43, S. 75)
- GIRKA-aroniateam.de GbR, D- Guben, www.aroniawelt24.de (S. 29, S. 50, S. 53, S. 105)
- Lars Großmann, Konfitee Naturkost GmbH, D-Schwarmstedt, www.aronia-info-center.de (S. 27, S. 31, S. 58, S. 69, S. 71)
- Veiko Hellwig, Mitglied IG Aronia Schweiz, CH-Gottlieben, www.aronia-schweiz.ch (S. 19)
- Jörg Holzmüller, Aronia Original Naturprodukte GmbH, D-Dresden, www.aronia-original.de (Titel, S. 14)
- Johann Hüttinger, Bessererhof, D-Marktl am Inn, www.bayronia.de (S. 35, S. 57, S. 63, S. 92, S. 109, S. 112)
- Levi Lyle, L.I.F.E. Levi's Indigenous Fruit Enterprises, USA-Keota/Iowa, www.aronialife.com (S. 8, S. 102)
- Superberries, Mae's Health and Wellness, USA-Omaha NE, www.superberries.com (S. 82)
- Alle weiteren Bilder ohne Angabe: edition buntehunde (Archiv)

Liebe Leserin, Lieber Leser,

wie hat Ihnen die Lektüre gefallen? – Bewerten Sie doch dieses Buch im Internet auf Buchportalen (amazon.de, buch24.de, lovelybooks.de, thalia.de, hugendubel.de, weltbild.de u. a.) oder kommentieren Sie es auf Gesundheitsportalen.

Wir freuen uns über Ihre Meinung.

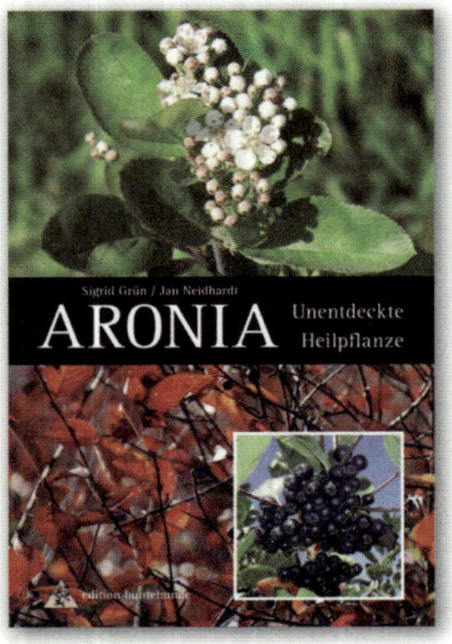

Aronia – Unentdeckte Heilpflanze

Von Sigrid Grün und Jan Neidhardt

Das Wildgehölz Aronia ist bei uns vorwiegend als Zierstrauch bekannt, obwohl seine Beeren in Russland längst als wertvolles Heilmittel verwendet werden.

„Buchtipp! – Fundierte Informationen über die Geschichte der Pflanze, ihren Anbau und die Verarbeitung der Früchte." (natürlich)

ISBN 978-3-934941-73-1 | softcover 21 x 14 cm |
3. Aufl. | 78 Seiten | 83 Bilder | 11,90 EUR [D] | 12,30 EUR [A]

Böfflamott & Hollerkoch Rezepte aus dem Dorfladen

Von Gertrud Scherf und Anneliese Eggerstorfer

75 traditionelle Rezepte aus der Sammlung eines niederbayerischen Dorfladens. Fast vergessene Mahlzeiten kommen neu aufgekocht, schmackhaft und gesund auf den Tisch.

„Nicht nur Kochbuch-Sammler werden daran ihre wahre Freude haben!"
(Passauer Neue Presse)

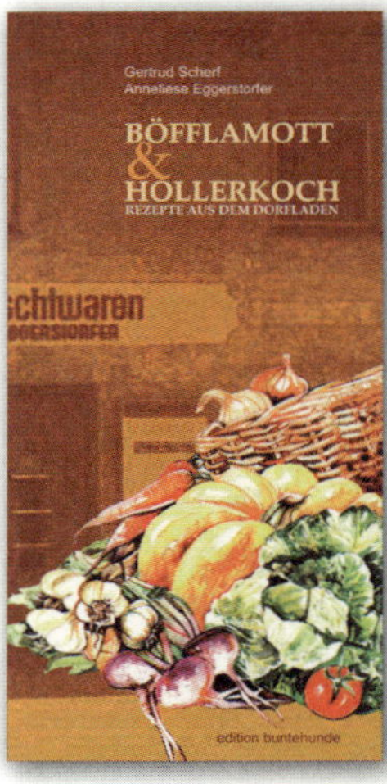

*ISBN 978-3-934941-30-4 | softcover 29,5 x 14 cm |
106 Seiten | 118 Bilder | 19,95 EUR [D] | 20,60 EUR [A]*

Erhältlich im Buchhandel oder unter www.editionbuntehunde.de

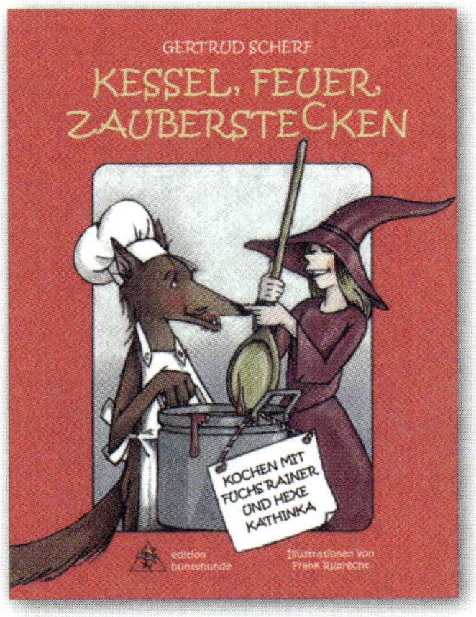

Kessel, Feuer, Zauberstecken Kochen mit Fuchs Rainer und Hexe Kathinka

Von Gertrud Scherf
Illustrationen von Frank Ruprecht

Eine märchenhafte Einführung in die wundervolle Kunst des Kochens.
„Ach, so ein Kochbuch hätte man auch gern gehabt – früher, als man selbst noch ein kleiner Fuchs war! Ein sympathisches Buch ... auch eine Handreichung für Erwachsene!" (Mittelbayerische Zeitung) „Dieses Kinderkochbuch ist einmalig! Es wird jeden Betrachter und Benutzer verzaubern!" (Das Band)

ISBN 978-3-934941-35-9 | hardcover 23 x 30 cm |
97 Seiten | 45 Bilder | 22,00 EUR [D] | 22,70 EUR [A]

Flotte Lotte – Kalter Hund. In der Küche geht es rund!

Geschmackvolle Gedichte von Regina Schwarz, trefflich ins Bild gesetzt von Egbert Herfurth.

Ein wahrer Genuss für Töpfegucker, Krümelpicker, Naschkatzen und Küchenhocker!
„Herzerwärmende Verse und kongeniale sprechende Bilder. Ein Buch für alle, die mit ihrer Küche Berührungsängste haben oder von der lang gepriesenen Sachlichkeit in Haushaltsdingen irgendwie die Nase voll!"
(Leipziger Internet Zeitung)

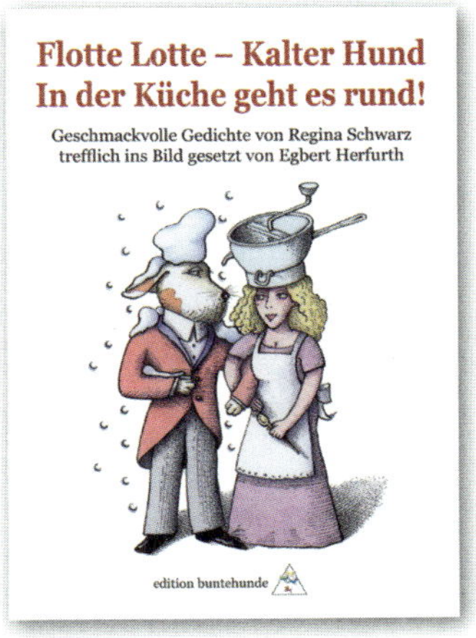

ISBN 978-3-934941-62-5 | softcover 14,5 x 20 cm |
70 Seiten | 36 Bilder | 14,80 EUR [D] | 15,30 EUR [A]

Erhältlich im Buchhandel oder unter www.editionbuntehunde.de

Impressum

Bibliografische Information der Deutschen Bibliothek. Die Deutsche Bibliothek verzeichnet diese Publikation in der Deutschen Nationalbibliografie. Detaillierte bibliografische Daten sind im Internet unter http://dnb.ddb.de abrufbar.

Originalausgabe/1. Auflage

www.editionbuntehunde.de

Satz/Layout: Grafikstudio SNEAKERBERG, www.sneakerberg.de
Herstellung: fgb freiburger graphische betriebe GmbH & Co. KG

Printed in Germany

ISBN 978-3-934941-80-9